化学毒物マヒ

がん・アレルギーの真因に迫る

渡辺雄二 著

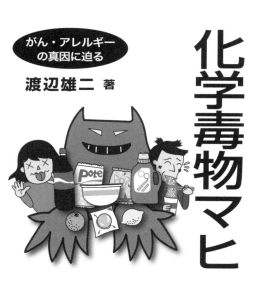

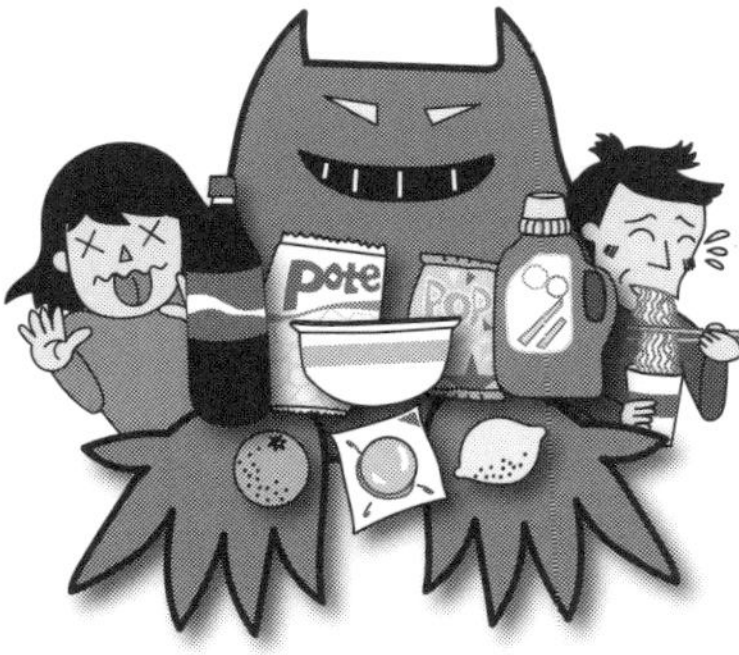

緑風出版

プロローグ

食べ物、水、空気を汚染する化学毒物

プラスチック、合成繊維、合成洗剤、塗料、接着剤、農薬、食品添加物、医薬品など様々な化学物質が、生活や産業の場で使われています。これらの化学物質は、私たちの暮らしをとても便利なものにしました。

一方で、一部の有害な化学物質、すなわち化学毒物が環境中に放出され、あるいは食べ物に含まれ、私たちの生命を脅かしています。それらは食べ物とともに、あるいは水や空気とともに人間やその他の生物の体内に日々取り込まれているのです。

たとえば、野菜や果物などに残留した農薬、さらに加工食品に使われた添加物は、日々私たち人間の体内に取り込まれています。また、家庭排水とともに河川や湖沼に流れ込んだ合成界面活性剤は、水を汚染し、魚介類やプランクトン、水生植物なども汚染しています。その結果、、水道水には多量の塩素が含まれることになり、トリハロメタンという発がん性物質まで含まれてい

るのです。

さらに自動車からは一酸化炭素や炭化水素などの毒性物質が排気ガスとして放出され、私たちにとってもっとも大切な空気を汚染しています。そして、それは呼吸とともに人間の体内に入り込んでいます。

つまり、現代は様々な化学毒物が環境中に放出され、それを人間やその他の生物が体内に取り込まされている状態なのです。

その結果、私たちの体にある異変が起こっています。死に至る病であるがんが、戦後増え続けて、今や日本人の二人に一人ががんを発病しているという状況です。がんは正常な細胞が狂ってしまい、凶暴な細胞となり、正常細胞を破壊して、ついには人間を死に至らしめるという、異常な病気です。それが、二人に一人の割合で発生しているというのですから、まさしく非常事態です。

さらに、アレルギーで苦しむ人も増えています。本来は体を守ってくれるはずの免疫が、花粉症、蕁麻疹《じんましん》、アトピー性皮膚炎などの辛い症状を引き起こしています。これは、体を守る免疫システムに狂いが生じて、結果的に、それらの症状が発生していると考えられます。

がんもアレルギーも、現代病あるいは文明病といえるものですが、実はこれらには化学毒物が深くかかわっているのです。空気中に放出された、あるいは水や食べ物に含まれる化学毒物が、細胞の遺伝子を異常な状態にしたり、免疫システムを狂わせたりして、その結果として、がんやアレルギーの人が増えていると考えられるのです。

化学毒物マヒに陥った人々

一方、私たち人間は化学毒物に対してどう向き合っているかというと、多くの人がそれに対してマヒを起こしてしまっているようです。

たとえば、人工的で刺激的なにおいのする果汁グミやフルーツヨーグルトなどが次々に売り出され、多くの人々が購入して食べています。そのにおいは、天然の果実とは違った、人工的で不快なにおいですが、それを不快と感じない人が多いのです。また、水と添加物だけで作られ、食品原料が何も入っていないダイエットコーラを多くの人々が飲み続けています。

さらに、油臭く、添加物が十数種類も入ったカップラーメンが、コンビニやスーパーでは山の様に積まれ、それを多くの人が買っています。また渋いような、苦いような変な味のする合成甘味料の入った飲み物を、多くの人が飲み続けています。

おそらくまだ体を守る本能が十分残っているイヌやネコは、これらの食品に対して拒否反応を示し、食べることはないでしょう。まさしく人間は、化学毒物マヒに陥っているのです。

化学毒物マヒの例はほかにもあります。電車の中などで、ひじょうに強烈な香料のにおいを周囲に振りまいている人がいます。においの強い柔軟剤（柔軟仕上げ剤）を平気で使っている人が少なくないのです。

その人にとっては「いいにおい」なのかもしれませんが、そのにおいが辛《つら》くて仕方がない人もいるのです。そのことにまったく気づいていない人が少なくないのです。

極めつけは、自動車の排気ガスです。全世界では、ひじょうに多くの人々が何のためらいもなく自動車を運転していますが、その排気ガス中には数多くの化学毒物が含まれています。そして、それは実に不快な臭いがします。ところが、そんな臭いを嗅いで、化学毒物を吸い込まされても、運転を控えるという人はほとんどいません。

このまま化学毒物マヒの状態が続けば、健康被害はさらに深刻な状況になるでしょう。すなわち、がんやアレルギーで苦しむ人はさらに増え続け、原因不明な体調不良に悩まされる人も多くなるでしょう。それを避けるためには、化学毒物による健康被害の現状を知って、それらを一つ一つ改善していかなければならないのです。

化学毒物マヒ

目　次

毒

1章

ゼロカロリーの合成甘味料が肝臓や免疫にダメージを与える

舌は体を守るセンサー

人間の舌は、センサーの役割をしています。つまり、毒性のあるもの、腐敗しているものなど体にとって害になるものに対して、苦く感じたり、酸《す》っぱく感じたり、あるいはしびれを感じたりして、それらが体内に入ってくるのを防いでいるのです。つまり、舌は体にとって、防衛の最前線であるわけです。しかし、そのセンサーが十分に機能しなくなっている人が多いようです。

私はこれまで食品添加物に関する本を数多く出版してきましたが、その原稿を執筆するにあたり、市販の食品をたくさん試食してきました。実際に口にしてみないと、食品の内容が分からないことが多いからです。

最近ではゼロカロリーや低カロリーをうたった食品が多く出回っており、それらを口に含むことも多くなっています。そんな中で、強烈な印象を持った食品があります。［NEWヤクルトカロリーハーフ］（ヤクルト）です。

日本で一番知られている乳酸菌飲料といえば、［NEWヤクルト］と言っていいと思いますが、この製品にはある批判がありました。それは、「糖類が多く、甘すぎて、カロリーも高い」というものです。

実際には［NEWヤクルト］一本（六五㎖）に含まれる炭水化物（ほとんどが糖類）は一一・五gであり、エネルギーは五〇キロカロリーなので決してカロリーが高いわけではないのですが、甘いのでそんなふうに感じる人が多かったのでしょう。

そこで、売り出されたのが、［NEWヤクルト　カロリーハーフ］です。「カロリー・糖質五〇％カット」と表示されている通り、一本（六五㎖）に含まれる糖質は五・六gであり、エネルギーは二五キロカロリーと、［NEWヤクルト］のちょうど半分です。

有機塩素化合物が添加物として認可されている

では、なぜカロリーを半分にできたのでしょうか？　それは、糖類を減らして、その代わりに合成甘味料のスクラロースを使用したからです。

スクラロースは、一九九九年に旧厚生省によって添加物としての使用が認可されたものであり、使用できるようになってからまだ一九年しかたっていない添加物です。

スクラロースは、ショ糖（スクロース）の三つの水酸基（-OH）を塩素（Cℓ）に置き換えたものです。農薬を開発中に偶然発見されたといわれています。砂糖の約六〇〇倍の甘味があるとされますが、その化学構造から分かるように、悪名高い「有機塩素化合物」の一種なのです。

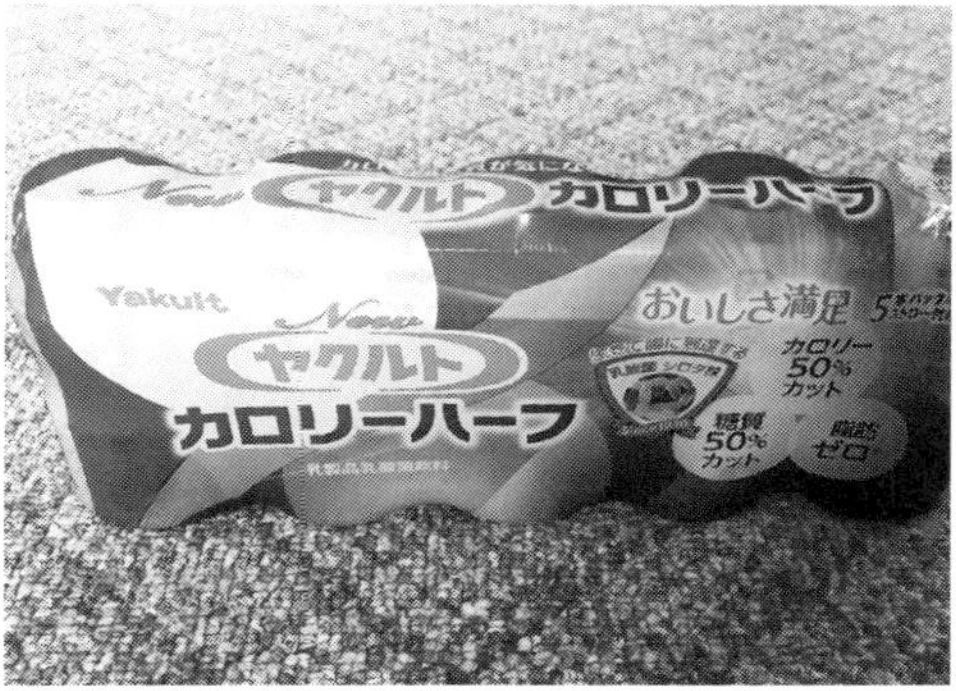

[NEWヤクルト カロリーハーフ]、合成甘味料のスクラロースが使用されている（著者撮影、以下同じ）。

有機塩素化合物は、炭素を含む物質に塩素（Cℓ）が結合したもので、人工的に作られたものがほとんどです。しかも、毒性の強いものがひじょうに多いのです。農薬のＤＤＴやＢＨＣ、地下水汚染を起こしているトリクロロエチレンやテトラクロロエチレン、カネミ油症事件を引き起こしたＰＣＢ（ポリ塩化ビフェニル）、猛毒のダイオキシンなど、すべて毒性物質といっても過言ではありません。

ちなみに、カネミ油症とは、一九六八年に西日本を中心に発生した食品公害で、カネミ倉庫という会社が製造していたカネミライスオイルを食べた人々が、顔や背中ににきび状の吹き出物ができたり、歯が抜けたり、激しい下痢を起こしたり、全身の疲労感などに襲われて、死亡する人もいた事件です。その原因は、カネミライスオイルに誤って混入していたＰＣＢだったのです。ＰＣＢには、ダイオキシン類が微量含まれていたことも分かっています。

懸念されるスクラロースの影響

同じ有機塩素化合物でも、それぞれ毒性は違いますから、スクラロースが、ＰＣＢやダイオキシンなどと同様な毒性を持っているというわけではありません。もしも持っていたら、大変なことになります。

しかし、スクラロースについては、動物実験では気になる結果がでているのです。スクラロースを五％ふくむえさをラットに四週間食べさせた実験では、脾臓と胸腺（リンパ球を成長させる器官）のリンパ組織に萎縮が認められたのです。これは、免疫に悪影響が及ぶ可能性があるということです。

また、妊娠したウサギに体重一kgあたり〇・七gのスクラロースを強制的に食べさせた実験では、下痢を起こして、それにともなう体重減少が見られ、死亡や流産が一部で見られました（厚生労働省行政情報『スクラロースの指定について』）。

さらに、動物実験では脳にまでスクラロースが入り込むことが分かっています。おそらく人間の場合も、同様なことがいえるのでしょう。したがって、脳に影響を与えないのか心配されるのです。

スクラロースは、体内で分解されることなく、腸から吸収されて肝臓を通過し、体中をグルグルめぐり、腎臓に達します。つまり、代謝されず、エネルギーに変換されません。そのため、ゼロカロリーなのです。

おそらく長期間飲み続けた場合、肝臓や腎臓に何らかのダメージをあたえるのではないかと考えられます。また、動物実験の結果から、脾臓や胸腺のリンパ組織を委縮させ、免疫力を低下させる可能性もあります。

「舌がしびれた！」

現在、スクラロースはゼロカロリー甘味料として、様々な飲料に使われています。その一つが、［ＮＥＷヤクルト　カロリーハーフ］なのです。

私はこの製品を何回か口にいれたことがありますが、その経験は衝撃的なものでした。渋いような、苦いような、何とも変な甘味を感じました。それは、砂糖のような心地よい甘さとはまったく違うものでした。さらに、舌がしびれたのです。しかも、そのしびれはかなり長時間続いたのです。

また以前ある週刊誌の女性記者から取材を受けた際、彼女が持っていた某メーカーののど飴にスクラロースが含まれていたため、その事を指摘すると、「のどや舌がしびれるようで変に感じていたんです」と、納得したように言っていました。

冒頭でも述べたように舌はセンサーの役割をしています。舌が体にとって良いものと悪いものを選別しているのです。その舌がしびれるということは、おそらく体にとって好ましいものではないはずです。長期間摂取していると、体に何らかの害が発生する可能性も考えられます。

本来であれば、スクラロースは添加物として使用が認められるべきものではなかったと考えられます。なぜなら、有機塩素化合物の一種であり、動物実験でも一定の毒性が認められていたからです。しかし、旧厚生省はこうしたデータは軽視し、添加物として使用を認可してしまったのです。

これには、ある事情がありました。当時スクラロースはアメリカで使用が認められていて、様々な食品に使われていたのです。

肥満大国アメリカでは、カロリーの過剰摂取によって、肥満や糖尿病、心臓病などの人が多く、社会問題になっています。そこで、砂糖の代わりにゼロカロリーのスクラロースが盛んに使われるようになったのです。そのためアメリカから、スクラロースが添加された食品が日本に輸入されるケースが増えることが予想されました。

その際、日本でスクラロースの使用が認可されていないと、それらの食品を輸入することができません。すると、非関税障壁ということで、アメリカ側から抗議を受けることになります。場合によっては、日米間の政治問題に発展する可能性もあります。そこで、そうしたトラブルの発生を未然に防ぐために、スクラロースを認可したと考えられます。

化学毒物マヒに陥っている人が多い⁉

さらに、スクラロースは分解されにくいため、ひじょうに安定していて、日本の食品企業にとって使いやすいという面があります。また、日本でも肥満や糖尿病などが問題になっていますので、企業としては、「ゼロカロリー」や「糖質ゼロ」とうたうことで、消費者にアピールしやすいというメリットがあり、企業もその使用を望んでいました。これらの事情から、一九九九年に使用が認められたのです。

しかし、私は有機塩素化合物の一種であるスクラロースが添加された食品や飲料は、怖くて口にする気になれません。中には、スクラロース入りの食品を食べると、体の調子が悪くなるという人もいて、そういう人は私の知人にもいます。スクラロース入りのヨーグルトを食べたら、吐いてしまったという話を聞いたこともあります。

現在、スクラロースは、乳酸菌飲料のほか、コーラ、スポーツドリンク、缶コーヒー、飲むヨーグルト、栄養ドリンク、バターロール、梅干し、グミ、スナック菓子、チョコレート、ハム、カレールウ、コンビニおにぎりなど数多くの食品に使われています。そして、それらを多くの人が買って食べているのです。

にもかかわらず、それを食べた際に「舌がしびれた」、あるいは「体調が悪くなった」などという話は広がっていません。おそらく多くの人は「ちょっと変な味がするな」と感じても、「こんなものかな」と思って大きな疑問を感じないからでしょう。どうやらほとんどの人が添加物漬けになっていて、それがもたらす刺激に慣れてしまっているようです。つまり、まさしく化学毒物マヒに陥っているのです。

もう一つのゼロカロリー甘味料

スクラロースと同様にゼロカロリー甘味料として、コーラ、缶コーヒー、炭酸飲料、ガム、グミ、フルーツゼリー、アイスクリーム、ハム、カレールウなど多くの食品に使われている合成甘味料がもう一つあります。それは、アセスルファムK（カリウム）です。

アセスルファムKは、砂糖の約二〇〇倍の甘味があるとされます。スクラロースに続いて、二〇〇〇年に使用が認可されました。

しかし、アセスルファムKは自然界に存在しない人工的な化学合成物質で、スクラロースと同じように、人間の体内で消化・分解されることなく吸収されて、肝臓を通過して血液とともに全身をグルグル巡り、腎臓に達します。また、動物実験でも気になるデータがあるのです。

イヌにアセスルファムKを〇・三％と、三％ふくむえさを二年間食べさせた実験で、〇・三％群ではリンパ球の減少が、そして三％群では肝臓障害の際に増えるGPTが増加し、さらにリンパ球の減少が認められたのです（厚生労働省行政情報『アセスルファムカリウムの指定について』）。つまり、肝臓にダメージをあたえ、また免疫力を低下させる可能性があるということです。

このほか、妊娠したラットにアセスルファムKを投与した実験では、胎児への移行が認められています。ですから、妊娠した女性が摂取した場合に、胎児に対して影響が出ないのか、心配されるのです。

ところが、スクラロースと同様にこれらのデータは軽視され、使用が認められてしまったのです。

事情はスクラロースと同じです。アセスルファムKもアメリカなどの諸外国で使用が認められているため、貿易の際に非関税障壁とならないように厚生労働省は、早く認可したかったのです。もちろん日本の食品企業もそれを望んでいました。

私は、アセスルファムKが添加された清涼飲料を口に含んだことがありますが、スクラロースと同じように渋いような、苦いような変な甘味を感じました。そして、これまた舌にしびれを感じ、それは長時間続いたのです。つまり、スクラロースと同様に体にとっては好ましくない物質といえるのです。

アセスルファムKは、ノンアルコールビールや微糖の缶コーヒー、コーラ、サイダー、乳飲料、ビタミン飲料など多くの飲料に使われていて、それらを実に多くの人が飲んでいると思いますが、スクラロースと同様にとくに問題にはなっていないようです。つまり、ここでも化学毒物マヒが蔓延していると考えられます。

第三の合成甘味料

スクラロースやアセスルファムKと並んで、様々な食品に使われている合成甘味料が、もう一つあります。アスパルテームです。

アスパルテームは、低カロリー甘味料として、コーラ、炭酸飲料、チョコレート、ガム、のど飴、フルーツゼリー、清涼菓子、ダイエット甘味料など様々な食品に使われています。

しかし、いくつもの問題を抱えており、その安全性をめぐってはアメリカや日本でずっと論争が続いているのです。

アスパルテームは、アミノ酸のL - フェニルアラニンとアスパラギン酸、それに劇物のメチルアルコールを結合させたもので、砂糖の一八〇～二二〇倍の甘味を持っています。一九六五年にアメリカのサール社が開発したもので、日本では一九八三年に添加物としての使用が認可されました。なお、それ以前から（株）味の素が、輸出用としてアスパルテームを製造していました。

アメリカでアスパルテームの使用が認可されたのは、一九八一年のことです。しかし、摂取した人たちから、頭痛やめまい、不眠、視力・味覚障害などに陥ったという苦情が相次いだといいます。アスパルテームは体内でメチルアルコールを分離することが分かっています。メチルアルコールは劇物で、誤って飲むと失明するおそれがあり、摂取量が多いと死亡することもあります。体内で分離されたメチルアルコールが、さまざまな症状を引き起こしたと考えられます。

発がん性の疑い

さらにアスパルテームは、がんとの関係が取りざたされています。TBSテレビが一九九七年三月に放送したアメリカのCBSレポート『How sweet is it ?』の中で、がん予防研究センターのデボラ・ディビス博士は、「環境と脳腫瘍の関係を調べると、アスパルテームは脳腫瘍を引き起こす要因の可能性がある」と指摘し、また、ワシントン大学医学部のジョー・オルニー博士は、「二〇年以上前のアスパルテームの動物実験で認められたものと同じタイプの脳腫瘍が、アメリカ人に劇的に増えている」と警告しました。

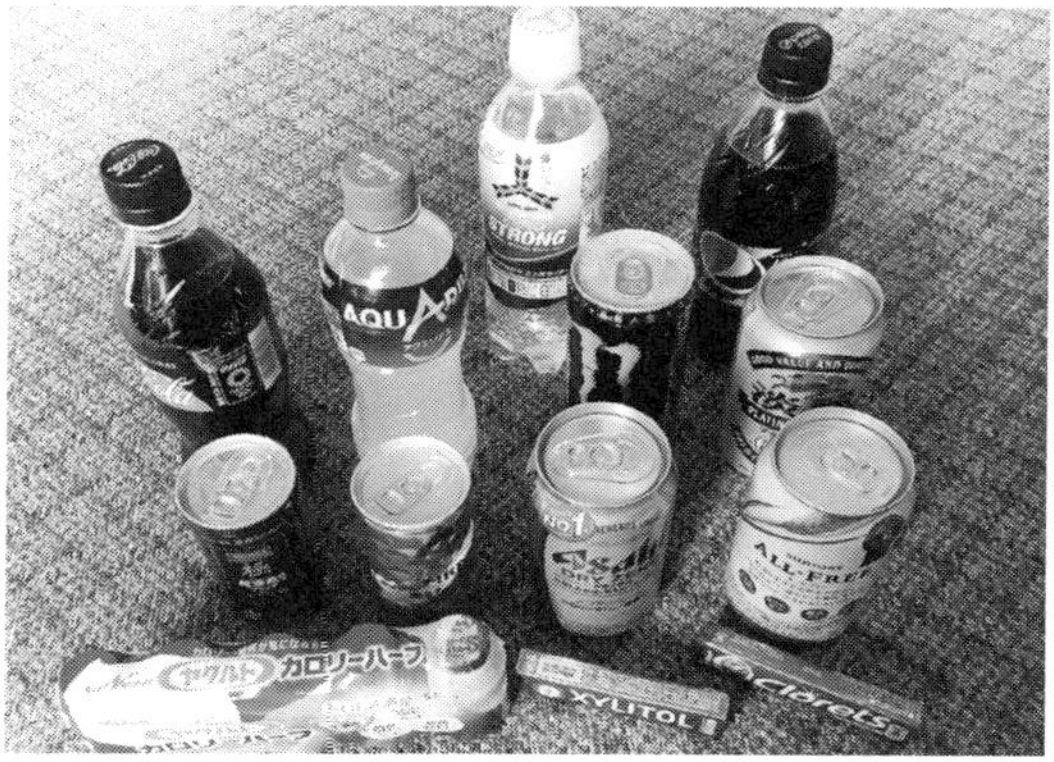

スクラロース、アセスルファムK、アスパルテームなどの合成甘味料を使用している製品は数多い。

また、二〇〇五年にイタリアで行なわれた動物実験では、アスパルテームによって白血病やリンパ腫の発生が認められたといいます。この実験は、同国のセレーサ・マルトーニがん研究所のモランド・ソフリティ博士らが行なったもので、八歳齢のオスとメスのラットに、異なる濃度（〇～一〇％の七段階）のアスパルテームを死亡するまで与え続けて、観察したというものでした。

その結果、メスの多くに白血病またはリンパ腫の発症が見られ、濃度が高いほど発症率も高かったのです。また、人間が食品から摂取している量に近い濃度でも異常が観察されました。

この実験結果から、アスパルテームが白血病やリンパ腫などを引き起こす可能性があることが分かったのです。

ちなみに、アスパルテームには必ず「L‐フェニルアラニン化合物」という言葉が添えられていますが、これには理由があります。フェニルケトン尿症（アミノ酸の一種のL‐フェニルアラニンをうまく代謝できない体質）の子どもがとると、脳に障害が起こる可能性があります。そのため、注意喚起の意味でこの言葉が必ず併記されているのです。

脳卒中や認知症のリスクが高まる

現在、スクラロースやアセスルファムK、アスパルテームは、**ダイエット甘味料**として数多くの食品に使われてますが、アメリカでも、それらは様々な食品に使われています。そのアメリカで、とても興味深い調査結果が発表されました。

それは、二〇一七年四月にボストン大学の研究グループが米心臓協会の専門誌に発表したもので、合成甘味料を含む**ダイエット飲料**を飲む習慣のある人は、飲まない人に比べて脳卒中や認知症になるリスクが高まるというのです。

同グループでは、マサチューセッツ州のある町で住民の健康について継続的に調べているのですが、脳卒中は四五歳以上の男女二八八八人、認知症は六〇歳以上の男女一四八四人を対象として、一〇年以内に脳卒中になった九七人と認知症になった八一人について、食生活などとの関連を分析しました。

その結果、合成甘味料入りのダイエット飲料を一日一回以上を飲んでいた人は、まったく飲まない人よりも脳卒中や認知症になる確率が約三倍も高かったのです。

合成甘味料のスクラロースについては、動物実験でそれが脳にまで入り込むことが分かっています。そのことが今回の調査結果と何らかの関係がある可能性が考えられます。

このように合成甘味料の人体への悪影響が明らかになり始めています。今後さらに研究が進めば、肝臓や免疫などに対する影響も明らかになるかもしれません。

1章まとめ

合成甘味料	問題点	使われている食品
スクラロース	有機塩素化合物の一種であり、動物実験の結果から、免疫力を低下させる心配がある。	乳酸菌飲料、缶コーヒー、コーラ、サイダー、スポーツドリンク、エナジードリンク、飲むヨーグルト、フルーツヨーグルト、栄養ドリンク、バターロール、梅干し、グミ、スナック菓子、チョコレート、ハム、カレールウ、コンビニおにぎり、etc
アセスルファムK（カリウム）	イヌを使った実験結果から、肝臓障害を起こしたり、免疫力を低下させる心配がある。	缶コーヒー、ノンアルコールビール、ビール系飲料、コーラ、サイダー、乳飲料、カフェオレ、ビタミン飲料、美容飲料、エナジードリンク、フルーツヨーグルト、ガム、フルーツゼリー、etc
アスパルテーム	人間に脳腫瘍を起こす可能性が指摘されている。動物実験で、白血病やリンパ種を起こすことが認められている。	ガム、のどあめ、チョコレート、コーラ、フルーツゼリー、清涼菓子、卓上甘味料、プリン、乳飲料、カフェオレ、etc

2章

大腸がんや胃がんを増やす発色剤とタール色素

視覚が危険を察知する

人間には、舌が感じる味覚のほか、嗅覚、聴覚、視覚、触覚の五感があります。これらは、私たちが自己の生命を維持していくうえで、極めて重要な役割を果たしています。前述のように味覚は体にとって害のあるものを感知し、それが消化管に入っていかないようにしています。また嗅覚も、やはり害のあるものを「変なにおい」として感知し、それを吸い込むことを避けるように働いています。

そして、視覚も似たような働きがあります。すなわち、人体に害があるような食べ物（実際には食べられませんが）を見極める働きを持っているのです。

たとえば、ベニテングタケという毒キノコがありますが、その傘は毒々しい赤色をしています。それを見たら、ほとんどの人は「食べたら体に悪そう」と思うでしょう。つまり、視覚が体に害のあるものを感じ取っているのです。

同じことが、添加物についてもいえます。たとえば、合成着色料でタール色素の一つの赤色一〇二号。紅ショーガや福神漬けなどに使われている赤い色素です。その赤色は、不自然な毒々しい色をしています。

紅ショーガは、焼きそばによく使われますが、めんに付着した赤色一〇二号の真っ赤な色は実に不気味です。また福神漬けはカレーライスによく添えられますが、ご飯が赤く染まっているのも不気味です。福神漬けには、赤色一〇二号のほか、タール色素の赤色一〇六号、黄色四号、黄色五号なども使われています。

私はこれらのタール色素が使われた紅ショーガや福神漬けを食べる気持ちにはとてもなりません。おそらく読者の中でも同じように感じる人は少なくないでしょう。

さらに、喫茶店などで出されるメロンソーダ。鮮やかな緑色をしていますが、この色は、タール色素の黄色四号または黄色五号に青色一号を混ぜて作られたものです。この色も鮮やかすぎて不気味に感じます。

しかし、中にはこの緑色を「おいしそう」と感じる人も少なくないようで、喫茶店やファストフード店などで、メロンソーダを注文している人をしばしば見かけます。

本来は鮮やかすぎて、不気味と感じるはずのタール色素の色に対して、多くの人は警戒心を持たなくなっています。つまり、ここでも化学毒物に対するマヒが起こっていると考えられます。

タール色素は発がん性の疑いがある

タール色素は、紅ショーガや福神漬けのほか、**菓子パン、チョコレート、あめ、ビーンズ、つまみ、清涼飲料水**など多くの食品に使われています。

この色素の特徴はいつまでたっても分解されず、色落ちしないことです。自然界にまったく存在しない化学合成物質であるため、微生物や紫外線などによって分解されることがないからです。また、一度体内に入ると、ほとんど分解されることなく「異物」となって体中をグルグルめぐります。

しかも、その化学構造から、**発がん性や催奇形性**（胎児に障害をもたらす毒性）の疑いのあるものが多いのです。実際、一度添加物として使用が認められながらも、その後発がん性があるなどの理由で使用禁止になったものが、赤色一号、黄色三号、紫色一号など全部で一八品目もあるのです。現在、添加物として使用が認められているタール色素は、赤色一〇二号、黄色四号など全部で一二品目ありますが、今後使用禁止になる可能性もあります。

タール色素は、一九世紀の中ごろにドイツで開発されました。コールタールを原料に作られていたため、この名前が付けられましたが、その後、コールタールに発がん性のあることが分かっため、現在は石油製品から作られています。

現在、食品添加物として認められているタール色素は、赤色二号、赤色三号、赤色四〇号、赤色一〇二号、赤色一〇四号、赤色一〇五号、赤色一〇六号、黄色四号、黄色五号、青色一号、青色二号、緑色三号の一二品目です。しかし、いずれも発がん性の疑いがあります。

特に赤色二号については、アメリカでのラットを使った実験で「発がん性の疑いが強い」という結果となり、同国では使用禁止になっています。しかし、日本では今も使用が認められています。

赤色二号と赤色四〇号、赤色一〇二号、黄色五号の化学構造は似ているので、これらも発がん性の可能性があります。また、これら以外のタール色素も、いずれも化学構造や動物実験の結果などから発がん性の疑いが持たれているのです。

さらに、タール色素は、アレルギーの一種の蕁麻疹《じんましん》を起こすことが知られています。とくに赤色一〇二号、黄色四号、黄色五号は漬け物やシロップ、明太子・たらこなど多くの食品に使われているため、それだけ摂取する機会も多く、皮膚科医の間では、「蕁麻疹を起こす添加物」として警戒されています。とくにお子さんの場合、蕁麻疹を起こしやすいので、避けたほうがよいでしょう。

ハムやベーコンががんを起こす!?

がんを予防するためには、タール色素のように発がん性が疑われている添加物は、できるだけ避けるようにしたほうが賢明です。

今や日本人の死亡原因の第一位はがんで、三人に一人ががんで死亡しています。そして、がんを発病している人は二人に一人と推計されています。これは、国立がん研究センターが二〇一四年に発表した男性の六〇％、女性の四五％ががんを発病しているというデータに基づくものです。

男性で多いがん（二〇一四年）は、順に胃がん、肺がん、前立腺がん、大腸がん、肝臓がんです。女性では、乳房がん、大腸がん、胃がん、肺がん、子宮がんの順です。

死亡者が多いのは、男性では肺がん、胃がん、大腸がん、女性では大腸がん、肺がん、胃がんの順になっています。男女ともに多い胃がんと大腸がんは消化器に発生するがんで、添加物が関係していると考えられます。

二〇一五年一〇月、世界保健機関（ＷＨＯ）の国際がん研究機関（ＩＡＲＣ）は、「ハムやベーコン、ソーセージなどの加工肉を食べると、大腸がんになりやすくなる」というショッキングな発表を行ないました。これらの加工肉を一日五〇ｇ食べると、結腸

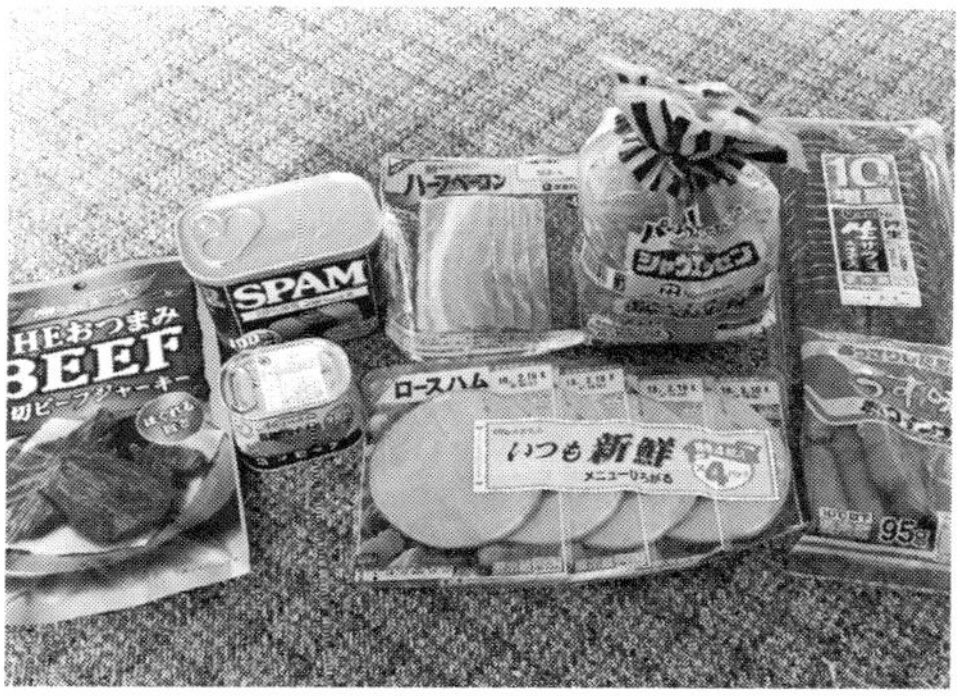

発色剤の亜硝酸Naが使用されているハム、ウィンナーソーセージ、ベーコン、スパム（ポークランチョンミート）などの加工肉。

がんや直腸がんになるリスクが一八％高まるといいます。これは、全世界の約八〇〇の論文を分析して得られた結論だといいます。

この発表は世界各国に波紋を引き起こしましたが、とくにソーセージの本場ドイツでは、国民に不安が広がったといいます。日本でも、テレビや新聞、週刊誌などでも取り上げられたため、不安に感じている人が少なくないと思います。

実は私はこれまで著書や講演で、市販の**ハム**、**ウインナーソーセージ**、**ベーコン**などを食べると、がんになる確率が高まると訴え続けてきました。それと同じ見解をＷＨＯの研究機関が示したということになります。では、どうしてそんなことになるのでしょうか？

添加物が発がん性物質に

ハムや**ベーコン**、**ウインナーソーセージ**などの原材料はご承知のように豚肉ですが、豚肉にはミオグロビンなどの赤い色素が含まれていて、それは時間が経つと酸化して黒っぽく変色してしまいます。そのため、しだいに**ハム**は茶色っぽくなってしまいます。メーカー側は、「この色では売れない」と考えているようで、それを防ぎ、ピンク色に保つために、添加物の一つである発色剤の**亜硝酸Na**（ナトリウム）を添加しているのです。

亜硝酸Naは反応性が高く、ミオグロビンなどと反応して、鮮やかな赤い色素を作ります。そのため、黒ずむことがなく、美しい色を保つことができるのです。

しかし、さらに亜硝酸Naは、肉に多く含まれるアミンという物質とも反応して、ニトロソアミン類という物質に変化します。そして、実はこのニトロソアミン類には強い発がん性があるのです。

ニトロソアミン類は、酸性状態の胃の中でできやすい物質のため、亜硝酸Naを含んだハムやベーコンなどを食べると、消化管内でそれができる可能性が高いのです。また、加工肉自体にニトロソアミン類が含まれていることもあります。

ニトロソアミン類は一〇種類以上知られていて、いずれも動物実験で発がん性が認められています。中でも代表的なN‐ニトロソジメチルアミンの発がん性はひじょうに強く、わずか〇・〇〇〇一～〇・〇〇〇〇五％をえさや飲料水に混ぜてラットにあたえた実験では、肝臓や腎臓にがんが認められています。したがって、ハムやベーコンなどの加工肉を毎日食べていると、ニトロソアミン類の影響によって、がんが発生しやすくなると考えられるのです。

それから、亜硝酸Na自体も問題です。急性毒性が強く、これまでの中毒事故から算出されたヒトの致死量は、〇・一八～二・五グラムと非常に少量です。猛毒として知られる青酸カリ（シアン化カリウム）の致死量は〇・一五g。そのため、亜硝酸Naがハムに一定量以上含まれると中毒を起こすので、添加量が厳しく制限されています。しかし、制限されているとはいえ、これほど毒性の強い化学物質を食品に混ぜるというのはいかがなものでしょうか。

明太子やたらこが胃がんを増やす

前の国際がん研究機関の発表は、世界中に大きな衝撃をあたえましたが、ほかにも同様にがんの発生リスクを高める食品があります。それは、明太子やたらこ、イクラなどの塩蔵《えんぞう》魚卵です。これらを頻繁に食べている人ほど、胃がんの発生する確率が高くなることが分かっているのです。

そのことを明らかにしたのは、国立がん研究センター「がん予防・検診研究センター」の津金昌一郎センター長らの研究グループです。同センター長らは、四〇〜五九歳の男性約二万人について、約一〇年間追跡するという疫学調査を行ないました。

その結果、まず食塩摂取量の多い男性ほど胃がんの発生リスクが高まることが分かりました。従来から食塩の摂取量が多い県では、胃がんの発生率が高いことが分かっており、それと一致するものでした。

さらに、食品と胃がんの発生率との関係を調べた結果、明太子やたらこ、イクラなどの塩蔵魚卵を頻繁に食べている人ほど発生率が高かったのです。

調査では、塩蔵魚卵を「ほとんど食べない」「週一〜二日」「週三〜四日」「ほとんど毎日」に分類し、それぞれのグループの胃がん発生率を調べました。その結果、「ほとんど食べない」人の発生率を一とすると、「週一〜二日」が一・五八倍、「週三〜四日」が二・一八倍、そして「ほとんど毎日」は二・四四倍にも達していたのです。

つまり、塩蔵魚卵をたくさん食べている人ほど胃がん発生率が高くなるという、比例関係になっていたのです。これは、塩蔵魚卵が間違いなく胃がんの発生率を高めていることを示しています。では、どうしてこんな結果になったのでしょうか？　津金センター長は次のように分析しています。

「塩分濃度の高い食品は粘液を溶かしてしまい、胃粘膜が強力な酸である胃液によるダメージをもろに受けます。その結果、胃の炎症が進み、ダメージを受けた胃の細胞は分裂しながら再生します。そこに、食べ物などと一緒に入ってきた発がん物質が作用して、がん化しやすい環境を作るのではないかと推測されています」（津金昌一郎著『がんになる人　ならない人』講談社刊より）。

つまり、食塩を多くとることで胃の粘膜が荒れてしまいます。ただし、これでがんが発生するわけではありません。ところが、胃粘膜が再生する際に、すなわち胃粘膜の細胞が分裂する際に何らかの発がん性物質が作用することによって、がんが発生しやすくなるということなのです。

ニトロソアミンとタール色素の影響か

ここでポイントとなるのは、その発がん性物質とは何かということです。前にハムやソーセージなどの加工肉の場合、発色剤の亜硝酸Naが添加されていて、それは食肉に含まれるアミンという物質と化学反応を起こして発がん性のあるニトロソアミン類に変化し、それが原因で大腸がんの発生リスクが高まると考えられると述べました。

実は明太子やたらこなどにも、製品が黒っぽく変色するのを防ぐ目的で、亜硝酸Naが添加されているのです。しかも、魚卵にはアミンがとくに多く含まれているため、ニトロソアミン類ができやすいのです。また前述のように、ニトロソアミン類は酸性状態の胃の中で発生しやすいことが分かっています。そのため、ニトロソアミン類が胃粘膜の細胞に作用し、がんが発生しやすくなると考えられるのです。

さらに、もう一つ発がんを促進していると考えられる化学物質があります。それは、明太子やたらこに着色料として使われている、赤一〇二（赤色一〇二号）、赤一〇六（赤色一〇六号）、黄五（黄色五号）などのタール色素です。前述のように、これらはいずれも化学構造や動物実験の結果から、発がん性の疑いが持たれているものです。赤一〇六の場合は、発がん性の疑いが強いということで、外国ではほとんど使用が禁止されています。

結局、明太子やたらこなどに含まれる多量の塩分によって胃が荒れてしまい、それが修復される際にニトロソアミン類やタール色素が作用することによって、胃がんになる確率が高まると考えられるのです。

現在、市販されている明太子やたらこのほとんどには、無着色の製品も含めて、亜硝酸Naが添加されています。したがって、それらを食べれば、ニトロソアミン類の影響を受けることになると考えられます。

なお、無着色の明太子やたらこの場合、タール色素は添加されていないので、タール色素の影響を受けることはありません。また、イクラは着色されておらず、亜硝酸Naも添加されていない製品が多くなっています。

がん細胞は自己を殺す

ところで、がんを患う人がひじょうに多いため、今やがんは当たり前の病気になってしまいましたが、実際には実に不可思議な病気なのです。なぜなら、自己の細胞が、その主人である自己を死にいたらしめる、という何とも不合理な病気だからです。ここで、がんについて考えてみたいと思います。

一般に病気というと、インフルエンザや結核などの感染症がすぐ頭に浮かびますが、それらは外から病原性のウイルスや細菌が侵入してきて、のどや鼻、肺などに障害をもたらすものです。ところが、がんは、外からではなく、内側から自己の細胞が引き起こす病気なのです。

感染症を起こすウイルスや細菌が「敵」であるとするならば、がんは、いわば「味方」である自己の細胞が豹変して、いわば「敵」となり、最終的には、それによって命を奪われるという病気なのです。

人間の体は約六〇兆個の細胞からなる集合体です。それらの細胞は自己の生命を維持するため、それぞれの役割を果たし、互いに協力し合っています。

ところが、その細胞が何らかの理由で突然変異を起こし、がん細胞という異常な細胞になってしまうのです。そして、がん細胞はほかの正常細胞を侵食して、最終的には臓器を機能不全に陥れてしまうのです。その結果、人間は死に至ります。

つまり、自身の細胞が、自身の細胞を攻撃し、自身を死に至らしめるのです。

しかも、最終的には、がん細胞自体も滅びてしまいます。なぜなら、人間という個体が生命を維持できなくなれば、がん細胞も生きてはいけないからです。これはがん細胞にとっては自滅行為であり、常に自己の「生」を維持しようとする生命の基本原則に反しているのです。

がんと腫瘍は違う

正常な細胞が異常になって、単にその機能を果たさなくなるということなら、それほど不思議ではないでしょう。細胞が分裂する際に、遺伝子が正しいコピーを作ることができず、そのため、正常に機能する細胞ではなくなってしまう――こうしたミスは起こりうることだからです。

人間の細胞の遺伝子は約二万から三万個と推定されていて、細胞分裂の際にそれらの遺伝子のコピーが作られますが、ミスが発生して、正常な遺伝子が作られなくなることは当然考えられるわけです。

実際にこうしたミスは常に起こっていて、それを修復する機能が細胞には備わっており、遺伝子を正常な状態にしているのです。

ところが、時々ミスを十分に修復することができずに、正常ではない遺伝子のコピーができてしまい、異常な細胞ができてしまいます。それが増えていって、塊になった状態を腫瘍といいます。言い換えると、腫瘍とは、正常な機能を果たさなくなった細胞の塊ということです。

それでも、その異常細胞の塊、すなわち腫瘍が一定の範囲で留まれば、それほど問題は起こりません。他の正常細胞を際限なく侵食することがなければ、残った正常細胞が臓器の機能を果たすので、機能不全に陥ることはないからです。つまり、その状態であれば、人間が死にいたることはないわけです。

しかし、多くの場合、腫瘍は悪性化してしまいます。すなわち異常細胞がどんどん増殖していって、正常細胞を侵食していきます。そして、ついには臓器を機能不全に陥れてしまうのです。また、血液に乗ってほかの臓器に転移して、その臓器をも侵食して機能不全に陥らせてしまうのです。この悪性化した腫瘍こそが、「がん」なのです。

まさしく正常な細胞が何らかの原因によって狂ってしまい、制御不能な「化け物」になったとしかいいようがないのです。それがほぼ二人に一人という高い割合で起こっているというのですから、何とも不可思議です。

働き盛りもがん死が多い

がんで死亡する人は、第二次世界大戦後、増え続けています。そして、日本の死亡原因の第一位になっています。それは紛れもない事実です。では、がんはどうして増え続けているのでしょうか？

それにはいろいろな説がありますが、多くの医師は、「日本人の寿命が延びたので、がんになる人も増えたのだ」と考えているようです。私の友人にも同年代の医師がいますが、やはり同様な考え方です。

人間は長生きするほど、細胞の分裂が何回も繰り返されることになります。ですから、それだけコピーミスも多くなるというわけです。さらに、老齢化した細胞は、ミスを犯しやすくなり、それだけがんの発生する確率も増えてしまうというわけです。しかし、老齢化が原因と考えると、腑に落ちない点があります。

がんは高齢者の病気と思われがちですが、実際にはそうではないのです。図1は、各年代ごとの死亡原因の割合を示したものです。男性の場合、六五歳～八九歳でがん（悪性新生物）が原因で死亡する人はとても多く、心疾患や脳血管疾患で亡くなる人の割合を大きく上回って、死亡原因のトップです。しかし、よくみると、三五～六四歳という働き盛りの人の場合も、がんで亡くなる人の割合は、ダントツなのです。つまり、これらの若い年代で亡くなる人も、その原因はがんが圧倒的に多いのです。

女性の場合は、その傾向がもっと顕著に現れています。すでに二〇代から死亡原因のトップはがんであり、その割合は、三〇代、四〇代と高くなっていき、五五～六四歳でピークになります。また、ほとんどの年代でがんで死亡する割合が男性に比べて高いことが分かります。女性は、乳

図１　性・年齢階級別にみた主な死因の構成割合（平成28年度）

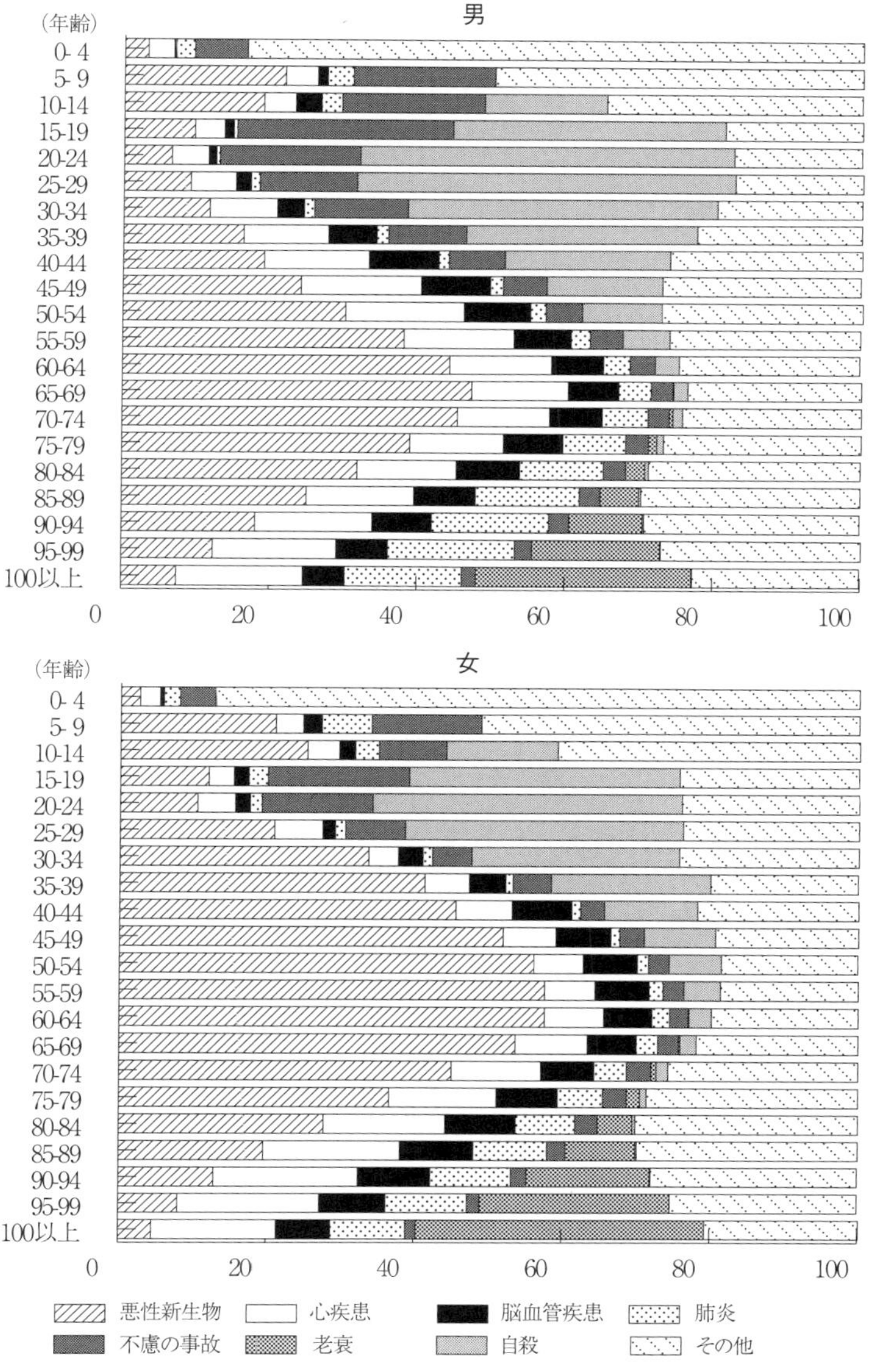

出典）厚生労働省、平成28年人口動態統計月報年計（概数）の概況より作成

がんや子宮がんなど、男性がかかりにくいがんを発症するため、こうした傾向になっていると考えられます。

三〇代〜五〇代で死亡する人の数は少ないので、この年代でがんで死亡する人は、六五歳以上でがんで死亡する人に比べて数的には少ないのですが、割合的にはかなり多いのです。

若い世代でがんで亡くなった人の場合、細胞をがん化させる何らかの力が強く作用したと考えられます。そのため、短期間でがんが発生し、結果的に臓器の機能不全に陥って、命を落としたと考えられるのです。

こうした状況から、がんは決して高齢者の病気ではないことがわかります。若くても、がんを起こす原因が強く作用すれば、がんを発症し、死亡することもあるということです。そして、それは珍しくないということです。

放射線とがん

がんの主な原因は、放射線、ウイルス、化学物質であることが分かっています。それらが遺伝子を破壊したり、変形させたりするなどして突然変異を起こし、その結果、細胞ががん化するのです。

放射線ががんを起こすことは、広島や長崎で原爆によって被曝した人を調査することで明らかになっています。被曝した人の中から早い時期に白血病の患者が出ました。

また、そのほかの人の場合も、高齢化してがん年齢になった時に被曝しなかった人よりも高い割合でがんになっていることが分かっています。透過した放射線によって、遺伝子が破壊されて突然変異を起こし、細胞ががん化すると考えられています。

ちなみに白血病は、血液を造る組織が腫瘍化し、病的な血球（白血病細胞）が現れて、肝臓や脾臓、腎臓などの主な臓器に白血病細胞が入り込み、さらに出血や感染などを起こして、死にいたることもある病気です。

原爆被爆者の健康影響を日米共同で調査している放射線影響研究所では、原爆被爆者一二万人を対象に一九五〇年から追跡調査を行なっています。その結果、二〇〇ミリシーベルト（シーベルトは、放射線の人体への影響度を表す単位）以上の放射線を受けた場合、線量が増えるにしたがってがんになる人が増えることがはっきり分かったのです。

また、広島と長崎の調査では、乳がん、甲状腺がん、消化器（食道、結腸、胃、肝臓）のがん、肺がん、卵巣がん、皮膚がん、膀胱がんなどについて、高線量の場合、放射線量に比例してがんの発生が増加しています。線量に比例しているということは、放射線が原因であることはまず間違いないということです。なお、これらのがんの増加は、被曝してから一〇年目くらいから始って、今も続いているといいます。

ウイルスが起こすがん

次にウイルスですが、血液のがんの一種である成人Ｔ細胞白血病は、ウイルスが原因であることが分かっています。このがんは、日本人に多いがんで、リンパ球の一つのT細胞ががん化して、全身の臓器に広がるというものです。

幼少時に母乳を通じて、あるいは性交渉や輸血によって、原因ウイルス（成人T細胞白血病ウイルス）に感染して、数十年後に発病します。四〇歳以上で発病するのがほとんどで、六〇～七〇歳代で最も多く発病します。日本でこのウイルスに感染している人（キャリア）は、およそ一〇〇万人いるとされています。

ただし、発病する人の割合は少なく、感染者の五％程度とされています。つまり感染しても、ほとんどの人は発病せずに一生を終えるということです。しかし、いったん発病すると、リンパ節の腫れ、肝臓や脾臓の腫れなどの症状が現れ、さらに免疫力が低下し、感染症にかかりやすくなります。治療は困難で、致死率が高いがんです。

このほか、B型肝炎ウイルスとC型肝炎ウイルスが原因とされる肝臓がんがあります。これらのウイルスは、肝臓に炎症を引き起こし、それが慢性肝炎となり、そして肝硬変となり、さらに肝がんになるとされています。

また、女性の子宮頸がんについては、ヒトパピローマウイルスが原因とされています。このがんは、膣と子宮をつなぐ頸部にできるがんで、子宮内部にできる子宮体がんとは区別されています。性行為によって、ウイルスに感染し、それが原因で頸部ががん化するとされています。

化学毒物によるがん

次に化学物質ですが、動物にがんを起こす化学物質は、ひじょうにたくさん知られています。ラットやマウス、ウサギなどに化学物質を投与して、がんが発生するかしないかを調べることで、発がん性がないかあるかを調べることができるからです。また、人間にがんを引き起こす化学物質も、それほど多くはないものの分かっています。

化学物質が細胞をがん化させるメカニズムは、放射線やウイルスと基本的には似ています。つまり、遺伝子を変形させたり、あるいは複製の際のエラーを引き起こしたりして、突然変異を誘発して、細胞をがん化させるのです。

化学物質が原因で発生するがんは、三段階を経ると考えられています。まず最初は、発がん性物質が正常な細胞の遺伝子に作用して、それを破壊したり、変形させたりするなどして、細胞に突然変異を引き起こします。その結果、潜在的ながん細胞が一つ発生します。これを引き起こす化学物質を、イニシエーターと言います。

次に、イニシエーターによって発生した潜在的ながん細胞の増殖がうながされると、いわば前がん状態といえる腫瘍が発生します。この状態を引き起こす物質を、プロモーター（発がん促進物質）と言います。なお、イニシエーターも、プロモーターになり得ます。

ただし、この段階では、まだがんではありません。腫瘍でも悪性化しなければ、一定の範囲で留まり、生命に深刻な事態はもたらさないからです。ところが、腫瘍が、さらにイニシエーターやプロモーターの作用を受けることによって、悪性に変化します。つまり、無制限に増殖を繰り返したり、またほかの臓器に転移したりして、正常細胞を駆逐していくのです。これが、がんです。

がんは、こうした経過を経て起こるため、数年あるいは数十年という長い時間の間に起こると考えられます。

がんを引き起こす要因を減らそう

以上が主ながんの原因ですが、このほかに紫外線もあります。これは、皮膚の細胞に突然変異を起こし、皮膚がんを発生させることが分かっています。

つまり、私たちの体は、放射線、ウイルス、化学物質、紫外線など、細胞をがん化させる要因によって、日々脅かされ続けているわけです。それでも、すぐにがんにならないのは、体がそれに対抗する機能を備えているからです。

体の細胞の遺伝子は、放射線や化学物質などの影響を受けて突然変異を起こしますが、遺伝子はそれを修復する機能を持っています。そして、狂いが生じると、常に正しい構造に修復されているのです。これを「DNAの修復」といいます。

たとえば、DNAの四つの塩基のうちの一つが、化学物質の影響で変化すると、それを切り取って除去したのち、空いたところに改めて正常な塩基を補充して、ＤＮＡを正常にするという機能が備わっているのです。

ところが、突然変異を起こす要因が多すぎると、修復が間に合わなくなってしまい、異常な細胞が生まれて腫瘍細胞になり、さらにがん細胞になると考えられます。ただし、これだけではがんは発生しません。体の免疫ががん細胞を破壊しているからです。

私たちの体では毎日数千個のがん細胞が誕生しているといわれています。免疫は、ウイルスや細菌などの「外敵」を攻撃して、体を守るシステムですが、それは、がん細胞にも作用するとされています。ですから、放射線やウイルス、化学物質などの影響でがん細胞が誕生しても、免疫が機能していれば、それを駆逐することができるわけです。

しかし、遺伝子に害をもたらす要因があまりにも多すぎると、どうなるでしょうか？

遺伝子の修復が間に合わず、がん細胞が発生し、さらに、免疫もがん細胞があまりにも多すぎて破壊できないとなると、当然ながらがん細胞が残ってしまうことになります。そして、それが増殖して、ついにがんが発生すると考えられます。したがって、がんを防ぐためには、正常な細胞を狂わせる要因、すなわち遺伝子を突然変異させる要因をできるだけ減らすことがひじょうに重要になると考えられるのです。

2章まとめ

発色剤	問題点	使われている食品
亜硝酸Na（ナトリウム）	亜硝酸Naは、肉や魚、魚卵に含まれるアミンと結合して、発がん性物質のニトロソアミン類に変化する。また、亜硝酸Na自体、毒性が非常に強い。	ハム、ウインナーソーセージ、ベーコン、スパム（ポークランチョンミート）、サラミ、ビーフジャーキー、コンビーフ、明太子、たらこ、いくら、すじこ、etc

着色料	問題点	使われている食品
タール色素（赤2、赤3、赤40、赤102、赤104、赤105、赤106、黄4、黄5、青1、青2、緑3）	添加物として認められているタール色素は全部で12品目あるが、いずれも化学構造や動物実験の結果から、発がん性が疑われている。赤2については、アメリカでは「発がん性の疑いが強い」との理由で使用が禁止された。	紅ショーガ、福神漬け、たくあん、明太子、たらこ、すじこ、コンペイトウ、マカロン、五家宝、氷菓子、グリーン豆、魚肉ソーセージ、ウインナーソーセージ、酢蛸、梅干し、メロンソーダ、なると、グリーンピース缶、ゼリー菓子、豆菓子、etc

毒

3章

コーラ、カップラーメン、輸入かんきつ類とがんとの関係

コーラを飲める人と飲めない人

現代人にとって最大の脅威となっているがん。そのがんを防ぐためには、細胞の遺伝子を突然変異させる要因を減らすことが最も重要と考えられます。その具体的な方法として、まず考えられるのが、発がん性あるいは発がん性の疑いのある添加物を含む食品をできるだけ避けるということです。たとえば、コーラを飲まないようにすることです。

ジャンクフードの代表格とされるコーラですが、「コーラが大好き」という人と、「コーラは飲めない」という人に二分されるようです。私は後者で、飲むことができません。というのも、飲むと胃が痛くなるからです。こんな経験があります。

高校を卒業して、浪人をしているときのことでした。同級生だった友達（彼も浪人していた）の家に行った際に、お昼にお寿司が出て、それと一緒に「コカ・コーラ」が出されました。「お寿司にコーラって、会うのかな？」と思いましたが、友達はコーラを飲みながらお寿司をおいしそうに食べていました。どうやら、この家ではお寿司を食べながらコーラを飲むことは珍しいことではないようでした。

そこで、私もコーラを飲んだのですが、すぐに胃がきりきりと痛みました。少し間をおいてから、また飲みましたが、やはり胃が痛みました。そのため、私はコーラを飲むのを断念しました。この経験をしてからというもの、私はコーラをほとんど飲んでいません。というより飲めないのです。

私の母親（昭和三年生まれ）も、「薬くさい」と言ってコーラを飲みませんでした。私の周辺の数人に聞いたところ、やはり「コーラは飲めない」という人が何人かいました。とくに女性で多かったように思います。

一方で、「コーラが大好き」という中年男性もいました。

それにしても、人間の体というのは個人によって相当の違いがあるのだと思います。私のようにコーラを飲むと胃が痛くなる人間もいれば、コーラをがぶがぶ飲んでも何ともない人もいます。私から見ると、そういう人は「鉄の胃」を持っているとしか思えないのですが、全世界でこれだけコーラが売れているわけですから、「鉄の胃」を持っている人は珍しくないのでしょう。

カラメル色素の危険性

私の母親が「薬くさい」と言って嫌っていたコーラの独特のにおいは、麻薬の一種のコカインの原料であるコカから得られた香料が使われているのではないかという噂があります。それはさておき、そのにおいを「おいしそう」と感じるか、「薬くさい」と感じるかは人それぞれだと思いますが、ここにも多くの人がマヒ状態に陥っている姿が垣間見えます。

私の母親は前述のように昭和三年生まれで、添加物のない食品を食べて育ちました。したがって、食品の不自然なにおいや味に敏感だったように思います。一方、様々な添加物が使われた食品を食べて育った世代の人間は、人工的、あるいは刺激的なにおいや味に慣れてしまっているのでしょう。そのため、コーラのにおいや味に対して、それほど違和感を覚えないのかもしれません。

ところで、コーラは独特の褐色（いわゆるコーラ色）をしていますが、あれは添加物のカラメル色素によっ

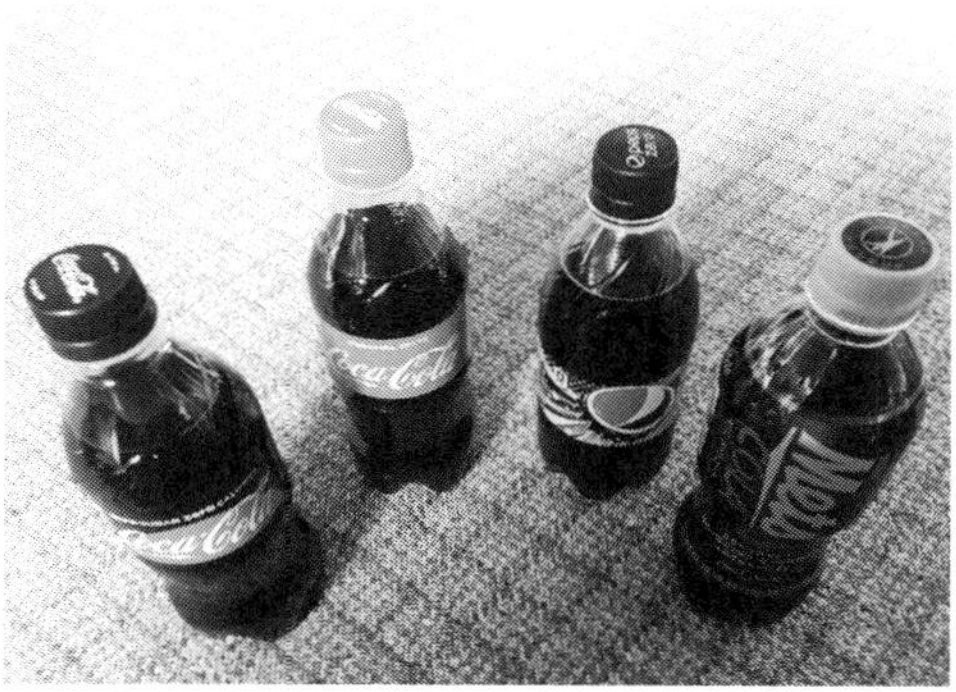

代表的なコーラ、いずれもカラメル色素が使用されている。

て付けられた色です。ある意味、コーラを飲むということは、水に溶けたカラメル色素を飲み込むということなのです。

ところが、このカラメル色素には、恐ろしいことに四-メチルイミダゾールという発がん性物質が含まれているのです。

カラメル色素には、カラメルⅠ、Ⅱ、Ⅲ、Ⅳの四種類があります。それらは次のような方法で作られています。

カラメルⅠ…デンプン分解物、糖蜜、または炭水化物を熱処理してえられたもの、あるいは酸もしくはアルカリを加えて熱処理してえられたもの。

カラメルⅡ…デンプン分解物、糖蜜、または炭水化物に、亜硫酸化合物を加えて、または酸もしくはアルカリをさらに加えて、熱処理してえられたもの。

カラメルⅢ…デンプン分解物、糖蜜、または炭水化物に、アンモニウム化合物を加えて、または酸もしくはアルカリを加えて、熱処理してえられたもの。

カラメルⅣ…デンプン分解物、糖蜜、または炭水化物に、亜硫酸化合物およびアンモニア化合物を加えて、または酸もしくはアルカリを加えて、熱処理してえられたもの。

これらのうちⅢとⅣには、アンモニウム化合物が原料として含まれており、それが変化して副産物として四-メチルイミダゾールができてしまいます。この物質について、アメリカ政府の国家毒性プログラムによるマウスを使った実験で、発がん性が確認されたのです。そのため、アメリカではカラメル色素の安全性がひじょうに関心を集めました。というのも、［コカ・コーラ］や［ペプシコーラ］に四 - メチルイミダゾールが含まれていたからです。

環境汚染に厳しい姿勢をとっているカリフォルニア州では、四 - メチルイミダゾールの一日の摂取量を二九 μg（μは一〇〇万分の一）と定めています。しかし、コーラ一缶（約三五五 mℓ）には、その三倍を超える一〇〇 μg以上が含まれていました。そこで、米コカ・コーラと米ペプシコは、製法を変えることで含有量を減らしたコーラを新たに発売したくらいです。

発がん性物質はごく微量でも危険

では、日本で売られているコーラはどうなのでしょうか？［コカ・コーラ］や［ペプシコーラ］の製造法は、基本的には各国とも同じで、日本の製品もカラメルⅢまたはⅣが使われています。したがって、四 - メチルイミダゾールが含まれているのです。しかも、日本の製品は従来の製法を変えていないので、カリフォルニア州の基準を超える四 - メチルイミダゾールが含まれているのです。したがって、これらのコーラは飲まないほうがよいでしょう。

なお、［キリンメッツコーラ］の場合、キリンのホームページによると、「二〇一四年四月八日のリニューアルより、四 - メチルイミダゾールの含有量については、世界で最も厳しいレベルといわれるカリフォルニア州の規制を含む、国内および海外の基準以下へ低減を実施致しました」

とのことです。

一方で、「コーラに含まれる四‐メチルイミダゾールは微量なので、心配する必要はない」という意見もあります。アメリカ食品医薬品局（FDA）によると、動物実験での投与量は一日に一〇〇〇缶以上のコーラに含まれる四‐メチルイミダゾールの量に匹敵するといいます。実際にそんなにコーラを飲むことはあり得ないので、心配はないということです。

しかし、動物実験では通常大量の化学物質がマウスやラットなどに投与されます。そうしないと、化学物質の毒性がはっきりわからないからです。その量は、人間が通常摂取する量よりも、はるかに多いことになります。そこで、人間が実際に摂取している量でがんになるのかということが、いつも論議の的になります。

今回の動物実験でも、大量の四‐メチルイミダゾールが投与されています。それをコーラに含まれる量に換算すると、一日一〇〇〇缶以上になるといいます。「それならそれほど心配する必要はない」と思う人もいるでしょう。

ところが、違うのです。動物実験で得られた毒性データは、通常一〇〇分の一の安全係数をかけて人間に適用されます。なぜなら、動物よりも人間のほうが、一〇倍くらい毒性物質に敏感である可能性があり、さらに同じ人間でも個人差があるのでその差を一〇倍としているからです。つまり、一〇×一〇＝一〇〇となるのです。

そのため、人間に対する影響を考える際には、動物実験で投与された量の一／一〇〇の量で影響するかを見ていかなければならないのです。今回の場合、一〇〇〇缶以上に一／一〇〇をかけると一〇缶以上となり、それほど非現実的な数字ではなくなります。

また、発がん性物質は、放射線と同じで、しきい値（これ以下なら安全という値）がないという考え方が一般的です。発がん性物質も、放射線と同様に遺伝子に作用してそれに障害をもたらしてがん化を引き起こすため、ごくごく微量でも悪影響がでるからです。

ゼロカロリーのコーラは危険

結局、動物実験で投与された量に比べて、市販のコーラに含まれている四‐メチルイミダゾールの量ははるかに少ないものですが、だからと言って安全とはいえないのです。間違いなくいえることは、四‐メチルイミダゾールを含まない飲み物に比べて、それを含むコーラを飲み続けることは、がんになるリスクが高まるということなのです。

さらに、最近のコーラには、もう一つ問題があります。それは、低カロリーやゼロカロリーをうたった製品が出回っていて、それらには、合成甘味料のアスパルテームが使われているという点です。

アスパルテームについては、1章でも詳しく解説しましたが、人間に脳腫瘍を起こす可能性が指摘されていて、また、動物実験では、白血病やリンパ腫を起こすことが分かっています。

さらに、これらの製品には、安全性の不確かな合成甘味料のスクラロースとアセスルファムＫ

も使われています。したがって、これらを飲むということは、四‐メチルイミダゾールが含まれるカラメル色素、アスパルテーム、スクラロース、アセスルファムKを一緒に摂取するということなのです。

それを毎日続けていたらどうなるでしょうか？　おそらくがんが発生する確率は、飲まない人に比べて、高くなることは間違いないでしょう。とくに子どもは成長期にあるので、細胞の分裂も大人に比べて活発なため、遺伝子がより影響を受けて、発がんの確率も高まることでしょう。

ちなみに、カラメル色素はコーラ以外にも、様々な飲料に使われています。「コーラは飲まないけど、ビールは飲む」という人もいると思いますが、実はビールにもカラメル色素が添加されている製品があります。

さらに、ノンアルコールビールにも、カラメル色素を添加した製品があります。カフェオレやエナジードリンク、炭酸果汁飲料、コーヒー牛乳などにも、色付けのために使われているのです。このように私たちは、飲み物とともにカラメル色素をたくさん摂取しているのです。

カップラーメンの問題点

コーラと同様に問題の多い食品があります。コーラとともにジャンクフードの代表格とされるカップラーメンです。

コンビニでもスーパーマーケットでも、各種のカップラーメンが山の様に積まれています。それだけ需要が多いということなのでしょう。一人暮らしの人や仕事が忙しい人の中には、毎日カップラーメンを食べているという人もいるかもしれません。

しかし、カップラーメンを開けると、独特の油臭い匂いがします。現在、市販されているカップラーメンの多くは、油で揚げためん、すなわち油揚げめんが入っています。油揚げめんは、ノンフライめんに比べて、お湯を入れてから短い時間で柔らかくなるため、使われていることが多いのです。

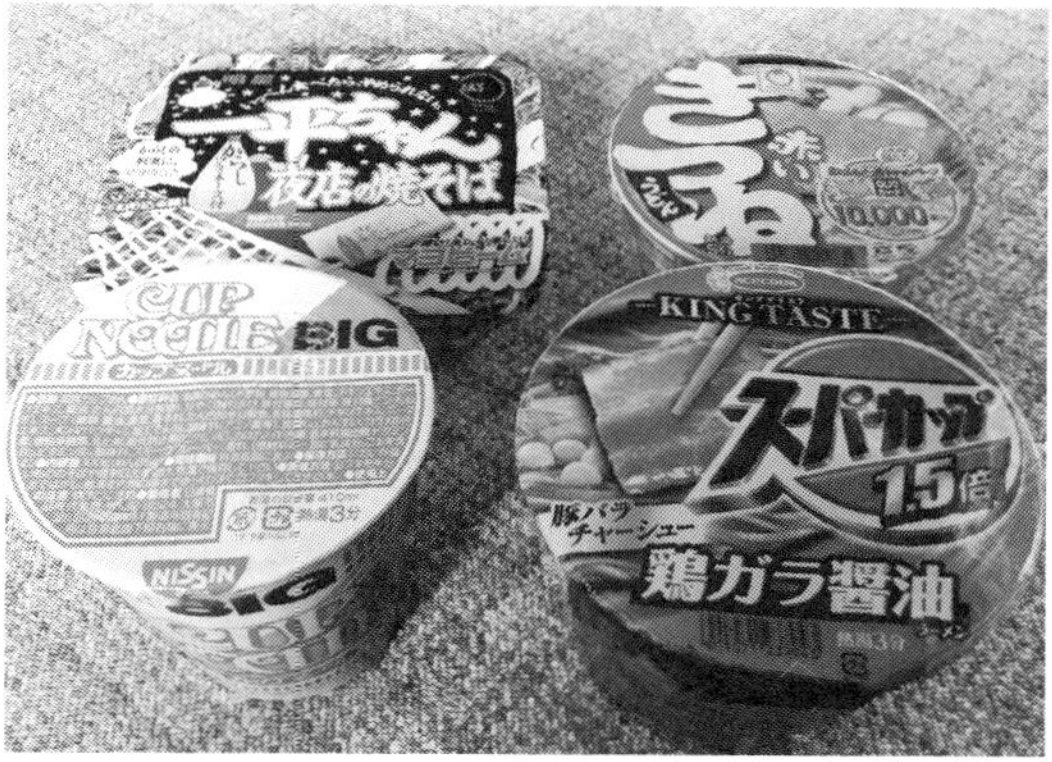

代表的なカップめん。いずれも油揚げめんで、添加物が多く、カラメル色素が使用されている。

しかし、あの油揚げめんの独特のツーンとくる臭さは、どう贔屓目《ひいきめ》に見ても、心地よい匂いではありません。私などは、あの匂いを嗅ぐと、気分が悪くなってしまいます。おそらく同様に感じている人も少なくないでしょう。

一方で、その匂いをなんとも感じない、あるいは「おいしそうな匂い」と感じる人も少なくないのでしょう。だからこそ、カップラーメンは売れ続けているのでしょう。

カップラーメンを開けた時のツーンとくる匂

いは、油が酸化してできた過酸化脂質と香料などの添加物が複雑に絡まりあった匂いと考えられます。

油（脂肪）は、脂肪酸とグリセリンが結合したものです。そして、脂肪酸には、ラードやヘッドなどの動物脂肪に多く含まれる飽和脂肪酸と、大豆油やナタネ油などの植物脂肪に多く含まれる不飽和脂肪酸とがありますが、不飽和脂肪酸は酸化しやすく、そのため過酸化脂質に変化しやすいのです。過酸化脂質は非常に複雑な物質で、簡単に化学式で表すことができません。また、いくつも種類があって、それが複雑に組み合わさっているのです。

油が酸化するのは、いわば油の宿命で、油を空気中に置いておくと、過酸化脂質ができてしまいます。しかし、過酸化脂質は有害であり、動物実験では、成長に悪影響をもたらします。さらに動物に一定量を超えてあたえると、なんと死んでしまいます。それほど毒性が強いのです。

「油焼け」という言葉を聞いたことがあるでしょうか。魚の干物やポテトチップス、ピーナッツなどで、それらに含まれる油が時間がたって酸化・変質した状態のことを指します。これらを食べると、たいていの人は下痢を起こしますが、その原因は過酸化脂質なのです。

また、古くなった油で揚げた天ぷらやフライを食べると、胃がもたれたり、胸やけがしたり、あるいは胃痛や下痢を起こすことがありますが、これも過酸化脂質が原因と考えられます。

時々「カップラーメンを食べると下痢をする」という声を耳にしますが、これも過酸化脂質が一因と考えられます。

カラメル色素を含む製品が多い

カップラーメンには、過酸化脂質が多く含まれているほかに、添加物がとても多く、さらに塩分も多い、という問題があります。いずれのカップラーメンでも、調味料（アミノ酸等）やかんすい、酸味料、増粘多糖類など一〇種類以上の添加物が使われています。しかも、ナトリウム（塩分）が二～三g程度含まれています。これは、食塩に換算すると、五～八g程度にもなります。

カップラーメンを食べるということは、有害な過酸化脂質、多くの添加物、さらに多量の食塩が一度に胃の中に入ってくるということですから、当然ながら胃の粘膜はそれらの影響を受けることになります。

食塩は人間が生命を維持するうえで不可欠なものですが、多く摂りすぎると胃の粘膜を守っている粘液を溶かしてしまい、粘膜が荒れてしまいます。さらに、添加物や過酸化脂質の影響も加わるので、いっそう荒れてしまうことになります。

そうなると、胃の細胞は分裂しながら再生して、修復しようとします。この際、明太子やたらこなどの塩蔵魚卵の場合と同様に、発がん性物質が作用すれば、細胞は突然変異を起こしてがん化する可能性が高まることになるのです。そして、実はカップラーメンの添加物の中には、その発がん性物質が含まれている可能性が高いのです。

カップラーメンは、圧倒的にしょう油味が多いのですが、それらには「カラメル色素」が使われています。カラメル色素については前にも述べましたが、カラメルⅠ、カラメルⅡ、カラメルⅢ、カンメルⅣの四種類があり、カラメルⅢとカラメルⅣには、四‐メチルイミダゾールという発がん性物質が含まれています。

もしカップラーメンに使われているカラメル色素に四‐メチルイミダゾールが含まれていて、それが胃や腸の細胞の遺伝子に作用すれば、がん化するリスクが高まることになるのです。

カップうどんや**カップそば**、**カップ焼きそば**の場合も、通常カラメル色素が添加されています。そして、それらもほとんどが油揚げめんであり、添加物と食塩が多く使われています。したがって、カップラーメンと同様なことがいえるのです。

また、袋入り即席めんも、状況は似ています。油揚げめんの製品とノンフライめんの製品がありますが、どちらも添加物と塩分が多く、またしょうゆ味が多いため、カラメル色素が使われているからです。ですから、しょう油味の製品を毎日食べていると、同様にがんになる確率が高くなると考えられるのです。

容器から溶け出す発がん性物質

さらに、カップめんの場合、その容器が発がんのリスクを高めると考えられます。なぜなら、微量ながら発がん性物質が溶け出すケースがあるからです。

カップめんの容器は、二つに大別されます。一つは、発泡スチロールでできた容器で、もう一つは紙でできた容器です。丼のように横に広がった形のものは発泡スチロール製です。一方、［カップヌードル］に代表される縦型の容器は紙製です。

発泡スチロールは、合成樹脂のポリスチレンに発泡剤を加えて作ったもので、保温性が高いという特徴があります。カップめんに「カップ：PS」と表示されているのを見かけることが多いと思いますが、PSとは、ポリスチレンの略号です。

ポリスチレンは、スチレンという化学物質を結合させて作った高分子化合物で、ほかに、乳酸菌飲料やプリン、ゼリーなどの容器、イチゴや卵のパック、食品トレイなどに使われています。

ポリスチレンを四％含むえさをラットに五・五週間食べさせた実験では、体重や血液、病理学的所見に異常は見られませんでした。また、一〇％という大量のポリスチレンをふくむえさをラットに八三〇日間あたえた実験でも、成長や体重、生存期間、病理的変化に異常は見られませんでした。ポリスチレンは高分子化合物のため、腸から吸収されずに排泄されてしまうと考えられます。

しかし、ポリスチレンには原料となるスチレンが残留しているため、それが食品に溶け出すという問題があるのです。これまでの研究では、カップめんの容器からスープにスチレンが最大で三三ppb（ppbは一〇億分の一を表す濃度の単位）溶け出すことが分かっているのです。

スチレンをラットに慢性的に吸入させた実験では、乳がんや白血病が生じ、さらに、マウスに対する経口投与実験では、肺がんが多発することが確認されています。また、欧米のプラスチック生産工場などで、長期にわたってスチレンの吸入曝露を受けた労働者に白血病とリンパ腫が多発したことが知られています。

カップめんのスープに溶け出したスチレンを人間が摂取した場合、どの程度の影響が出るかについては分かっていませんが、原則論をいえば、できるだけ摂取しないに越したことはありません。

輸入かんきつ類は要注意

市販されている食品の中で、動物実験で発がん性が明らかになった添加物が使われている食品があります。それは、アメリカや南アフリカなどから輸入されたレモン、オレンジ、グレープフルーツなどのかんきつ類です。船での長期間の輸送の際に、カビが生えたり、腐ったりするのを防ぐ目的で、それらには防カビ剤が使われていますが、その一つのOPP（オルトフェニルフェノール）とOPP-Na（オルトフェニルフェノールナトリウム）には、発がん性のあることが分かっているのです。

OPPおよびOPP-Naが添加物としての使用を認可されるのは、一九七七年のことですが、実はこれには日本政府とアメリカ政府の激しい駆け引きがありました。一九七五年四月、すなわちOPPとOPP-Naが認可された約二年前に、アメリカから輸入されたグレープフルーツをめぐってある事件が発生しました。当時の農林省の試験場が、アメリカから輸入されたレモン、オレンジ、グレープフルーツの検査を行なったところ、グレープフルーツからOPPが検出されたのです。

この時、まだOPPは添加物としての使用は認可されていませんでしたから、それが検出されたということは、食品衛生法違反に当たりました。そこで、当時の厚生省は輸入した業者に対して、港に保管されていたアメリカ産のかんきつ類を廃棄することを命じたのです。そのため、業者はグレープフルーツを海に捨てました。

ところが、この措置に対して、アメリカ国内では怒りの声が沸き上がりました。ある新聞の見出しには、「日本、太平洋をトムコリンズにする」という見出しが躍ったといいます。トムコリンズとは、ジンベースのレモン入りカクテルのことで、日本側の措置を皮肉ったのです。

アメリカでは、グレープフルーツ、オレンジ、レモンなどかんきつ類の生産は重要な産業の一つです。とくにカリフォルニア州では、かんきつ類の生産が盛んです。しかし、この措置によって、日本にかんきつ類を輸入することが困難になりました。というのも、OPPを使わないと、船で輸送する際に発生する白カビを防ぐことができなかったからです。

そこで、アメリカ政府が、OPPの使用を認めるように日本政府に圧力をかけてきました。当時のアメリカの農務長官、さらには大統領までもが、日本政府の首脳にOPPを添加物として認可するように迫ったのです。

農薬が添加物として認められるという矛盾

この頃、日本は高度経済成長が終わって、工業の生産が安定していた時代で、日本からアメリカに自動車や電化製品が大量に輸出され、貿易のアンバランスが生じ、日米間の貿易摩擦が起こっていました。そのため、アメリカ政府は、その見返りに牛肉とかんきつ類の輸入を求めていました。いわゆる「牛肉とオレンジ問題」です。

もし、日本政府がOPPを認可せず、アメリカ側がかんきつ類を輸出できない状態が続けば、アメリカ政府は日本の自動車や電化製品の輸入を制限する可能性がありました。そこで、日本政府はアメリカ側の意向を受け入れることになり、厚生省は、一九七七年四月にOPPとOPP-Naの使用を認可したのです。

実はOPPは日本で農薬として使用されていた化学物質です。一九五五年に農薬としての使用が認められ、六九年に登録が取り消されて使えなくなるまで、殺菌剤として使われていました。

農薬は、基本的には昆虫や細菌を殺したり、雑草を枯らしたりするなど毒性の強い化学物質です。ところが、添加物は、「安全性が高い」という理由で認可されるものです。ですから、農薬を添加物として認可することには、根本的に矛盾があるのです。

そこで、東京都立衛生研究所(現・東京都健康安全研究センター)では、動物を使ってOPPの毒性を調べる実験を行ないました。その結果、OPPを一・二五%含むえさをラットに九一週間食べさせたところ、八三%という高い割合で膀胱がんが発生したのです。

さらに、OPP-Naについても、〇・五〜四%の濃度でえさに混ぜて、ラットに投与したところ、二%のえさを与えたラットでは、膀胱や腎臓に九五%という高率でがんが発生しました。つまり、OPPとOPP‐Naに発がん性が認められたのです（『第七版食品添加物公定書解説書』廣川書店刊）。

しかし、厚生省は、その実験結果を認めようとはしませんでした。「国の研究機関で追試を行なう」と言って、棚上げにしてしまったのです。そして、追試を行なった結果、がんの発生は認められなかったとして、結局、OPPとOPP‐Naを禁止しませんでした。そのため、これらの添加物はいまでもグレープフルーツやレモン、オレンジなどに使われているのです。

厚生省が、東京都立衛生研究所の実験結果を受け入れて、OPPとOPP‐Naを使用禁止にすれば、アメリカ側はかんきつ類を日本に輸出することが困難になり、貿易摩擦が再燃するのは火を見るより明らかでした。それを日本政府は避けたかったのだと考えられます。

催奇形性が認められた防カビ剤

さらにOPPとOPP‐Naが認可された翌年の一九七八年には、TBZ（チアベンダゾール）も、添加物の防カビ剤としての使用が認可されました。しかし、これも農薬の一種でした。一九七二年に農薬としての使用が認められ、二〇〇六年に失効するまで、長い間殺菌剤として使われていたのです。

東京都立衛生研究所では、TBZについても、動物を使って毒性を調べました。その結果、マウスに対して体重一kg当たり〇・七〜二・四gを毎日経口投与した実験で、お腹の子どもに外表奇形と骨格異常（口蓋裂、脊椎癒着）が認められました。

また、妊娠ラットに対して体重一kg当たり一gのTBZを一回だけ経口投与した実験でも、お腹の子どもに手足と尾の奇形が認められました。つまり、TBZには催奇形性があることが分かったのです（前出『第七版食品添加物公定書解説書』）。

ところが、厚生省はこの実験結果も受け入れようとはしませんでした。そのため、今もTBZが輸入のかんきつ類に使用されているのです。

このほか、輸入かんきつ類には、イマザリルが防カビ剤として使われています。イマザリルが添加物として認可されたのは一九九二年一一月ですが、認可をめぐる経緯は驚くべきものでした。

その当時、輸入作物のポストハーベスト（収穫後の農薬使用）が問題になっていました。この問題に取り組んでいた市民グループの日本子孫基金では、その数年前から外国産の農産物の残留農薬を調べていて、アメリカから輸入されたレモンに殺菌剤のイマザリルが残留していることを突き止めました。

しかし、日本ではイマザリルは農薬としても、食品添加物としても認められていませんでした。つまり、このレモンは明らかに食品衛生法に違反していたのです。ですから、本来ならイマザリルが残留したレモンは、破棄されるべきです。

ところが、当時の厚生省は、イマザリルをすぐに食品添加物として認可してしまったのです。すなわち防カビ剤として、輸入のかんきつ類に使用できるようにしてしまったのです。

結局、日本政府は、何が何でもアメリカからのかんきつ類の輸入を継続させたかったようです。

防カビ剤はすべて危険

イマザリルは海外ではもともと農薬として使われている化学物質であり、毒性の強いものです。

イマザリルをラットに対して、体重一kg当たり〇・二七七〜〇・三七一g経口投与すると、その半数が死んでしまいます。急性毒性は中程度で、ヒト推定致死量は二〇〜三〇gとなります。食品添加物の中では、急性毒性が強いほうです。

イマザリルを〇・〇一二、〇・〇二四、〇・〇四八％含むえさでマウスを育てた実験では、そのマウスから生まれた子どもに、授乳初期の体重増加抑制と神経行動毒性が認められました。また、東京都立衛生研究所がマウスにイマザリルを投与した実験では、繁殖・行動発達に抑制がみられたほか、妊娠マウスに投与した実験では、内反足（・内反手）の子どもの数が増加しました。

イマザリルの化学構造は、ベンゼン核（いわゆる亀

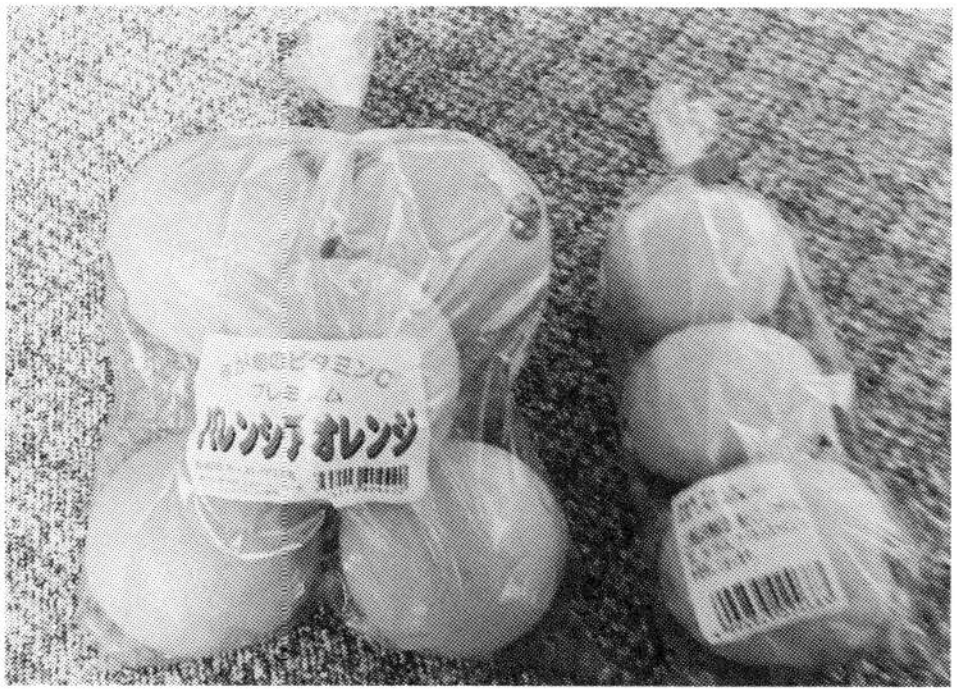

外国から輸入されたオレンジとレモン、いずれもTBZやイマザリルなどの防カビ剤が使用されている。

の甲）に二つの塩素（Cl）が結合したものが骨格になっています。今のところ、動物実験で発がん性が認められたという報告はありませんが、今後そうした報告が出てくることもあり得ると考えられます。

こうした問題のある化学物質を、当時の厚生省は、十分な審査もせずに認可してしまったのです。ここにも、国民の健康よりも、アメリカ側の意向を重視する日本政府の姿勢が現れています。

防カビ剤には、さらにジフェニルがあります。一九七一年に食品添加物として認可されたものですが、ラットに対して、ジフェニルを〇・二五％および〇・五％含むえさを食べさせ続けたところ、六〇週頃から血尿が出始め、死亡するラットが多く見られました。解剖して調べたところ、腎臓や膀胱に結石ができたために血尿になったことが分かりました。

また、ラットに対して、ジフェニルを〇・〇〇一～一％含むえさを七五〇日間与えた実験では、一％群では赤血球のヘモグロビン値が低下し、〇・五％群と一％群では、尿細管の萎縮や尿細管拡張など腎臓への悪影響が認められました。

ジフェニルの化学構造は、ベンゼン核（いわゆる亀の甲）を二つ結合させたものなのです。ちなみに、ジフェニルに塩素（Cl）がいくつか結合したものが、ＰＣＢ（ポリ塩化ビフェニル）です。1章で述べたようにＰＣＢは、一九六八年に西日本を中心に発生したカネミ油症事件の原因物質です。

輸入かんきつ類に残留する防カビ剤

市販のグレープフルーツ、レモン、オレンジには、防カビ剤が残留しています。東京都立衛生研究所ではOPPが認可された一九七七年から、市販のかんきつ類に残留したOPPの量を調べています。その結果、八一年までの五年間では、グレープフルーツが平均値一・四ppm、最大値四・〇ppm、レモンが平均値二・三ppm、最大値五・八ppm、オレンジが平均値二・二ppm、最大値六・五ppmでした。

ppmとは、一〇〇万分の一を表す濃度の単位です。一〇〇万分の一といわれてもなかなかその量を想像できないと思いますが、%と比較すると少しは分かりやすくなります。一%は一〇〇分の一です。その一万分の一が一〇〇万分の一ということになりますから、一ppm＝〇・〇〇〇一%ということになります。ずいぶん少ない量のように思えますが、化学物質の場合、こんな少ない量でも影響が現れるのです。

輸入かんきつ類の検査は、現在も東京都健康安全研究センターによって続けられています。それでは、その最新データを見てみることにしましょう。

以下は、二〇一五年四月から二〇一六年三月に都内に流通していたものを検査した結果です。

【グレープフルーツ】

アメリカ産については、七サンプルが検査されました。その結果、すべてからOPP、TBZ、イマザリルが検出されました。また、六サンプルからOPPが検出されました。これは、果肉と果皮を合わせた「全体」を検査したものです。いずれも、使用量の最大限度（OPPとTBZは一〇ppm、イマザリルは五ppm）の範囲内でしたが、最大でOPPが一・八ppm、TBZが一・一ppm、イマザリルが一・一ppm検出されました。また、「果肉」については、六サンプルからイマザリルが検出され、最大は〇・〇三ppmでした。TBZは七サンプルすべてから検出され、最大は〇・〇四ppm。OPPは二サンプルから検出されましたが、いずれも〇・〇一ppm以下でした。

【レモン】

アメリカ産のレモンについて、五サンプルが検査され、「全体」の場合、すべてからTBZとイマザリルが検出されました。最大でTBZが一・三ppm、イマザリルが一・二ppm検出されました。「果肉」については、TBZが五サンプルすべてから、イマザリルが三サンプルから検出されました。最大はどちらも〇・〇二ppmでした。

【オレンジ】

アメリカ産のオレンジについて、三サンプルが検査され、「全体」の場合、すべてからTBZとイマザリルが検出されました。イマザリルの最大値が一・五ppm、TBZの最大値が一・〇ppm。「果肉」については、イマザリルが三サンプルすべてから、TBZが一サンプルから検出されました。イマザリルの最大値は〇・〇二ｐｐｍ、ＴＢＺは〇・〇一ｐｐｍでした。

以上のように、輸入されたかんきつ類には、確実にＯＰＰやＴＢＺ、イマザリルが含まれているのです。

3章まとめ

着色料	問題点	使われている食品
カラメル色素	カラメル色素は、カラメルⅠ～Ⅳの４種類があるが、カラメルⅢとカラメルⅣには発がん性のある４－メチルイミダゾールが含まれている。ただし「カラメル色素」としか表示されていないため、Ⅰ～Ⅳのどれが使われているのか分からない。	コーラ、カップラーメン、カップうどん、カップそば、カップ焼きそば、インスタントラーメン、ノンアルコールビール、ビール系飲料、カフェオレ、エナジードリンク、炭酸果汁飲料、コーヒー牛乳、ソース、しょうゆ、焼き肉のタレ、すき焼きのタレ、めんつゆ、三温糖、ザラメ糖、うどんスープ、おでんの素、カレールー、レトルトカレー、ドレッシング、コンビニ弁当、コンビニ惣菜、スーパーの弁当や惣菜、焼き鳥、ぽん酢、紹興酒、コーヒーゼリー、のどあめ、スナック菓子、せんべい、柿ピーナッツ、プリン、etc

防カビ剤	問題点	使われている食品
OPPとOPP-Na	動物実験で発ガン性が認められている。	（輸入の）レモン、オレンジ、グレープフルーツ、スイーティ
TBZ	動物実験で催奇形性が認められている。	
イマザリル	海外では農薬として使われている。動物実験で催奇形性の疑いがもたれている	
ジフェニル	動物実験で、腎臓や膀胱への悪影響が認められている。	

4章

ワインで頭痛がする人、果汁グミで気分が悪くなる人

「ワインを飲むと頭痛がする」という人は少なくない

最近、ワインはとても人気があるようで、スーパーには外国産や国産の様々なワインがずらっと並べられています。しかし、ワインには困ったことがあります。それは、「ワインを飲むと頭痛がする」という人が少なくないのです。私は添加物の講演会を行なった際に、いつも「ワインを飲むと頭痛がする人は手を上げてください」と聞きますが、たいてい四分の一くらいの人が手を上げます。

この頭痛の原因は、ワインに添加されている酸化防止剤の亜硫酸塩と考えられます。なぜなら、「頭痛がする」という人でも、亜硫酸塩が添加されていない、無添加ワインを飲んだ場合、頭痛

を感じる人はいないからです。

市販されているワインの瓶には、たいてい「酸化防止剤（亜硫酸塩）」という表示があります。とくに輸入ワインの場合、ほぼ一〇〇％こうした表示があります。

ご承知のようにワインはブドウを酵母で発酵させることによって作られます。その本場はフランス、イタリア、ドイツなどですが、ヨーロッパでは以前からワイン作りには亜硫酸塩が使われていたのです。酵母が増えて発酵が進みすぎるのを抑えたり、雑菌を消毒するためです。また、ワインが酸化して変質するのを防ぐ目的でも使われています。そのため「酸化防止剤」と表示されているのです。

しかし、亜硫酸塩は毒性が強いのです。亜硫酸塩にはいくつか種類がありますが、ワインに一番よく使われているのは、二酸化硫黄です。これの気体は亜硫酸ガスといいます。「それ、どこかで聞いたことがある」という人もいると思います。実は火山ガスや工場排煙などに含まれている有毒ガスです。

かつて三宅島が噴火して、一時、島民全員が島から避難しましたが、島民はなかなか島に帰れませんでした。それは、空気中の二酸化硫黄の濃度が高かったからなのです。それほど毒性が強いのです。有毒だからこそ、ワイン中の酵母や雑菌の増殖を抑えることができるのです。

二酸化硫黄を〇・〇一％および〇・〇四五％含む二種類の赤ワインと、〇・〇四五％含む水をラットに長期にわたって飲ませた実験では、肝臓の組織呼吸の抑制が認められました。また、ビタミンB_1の欠乏を引き起こして、成長を悪くすることも認められています（前出『第七版食品添加物公定書解説書』）。

こうした毒性があるため、厚生労働省では、ワイン中の二酸化硫黄の量を〇・〇三五％以下に規制しています。しかし、ラットを使った実験の「〇・〇一％」よりもむしろ高濃度なのです。したがって、人間が市販のワインを飲み続けた場合、同様な影響が現れる可能性があるのです

頭痛は拒否反応の現れ

二酸化硫黄は、明らかな毒性物質ですから、体がそれに反応して頭痛が起こっても不思議ではありません。それは、一種の拒否反応といえます。つまり、「もう飲まないようにしてくれ」と体が訴えているのです。また頭痛は、化学物質過敏症の一つの現れとも考えられます。

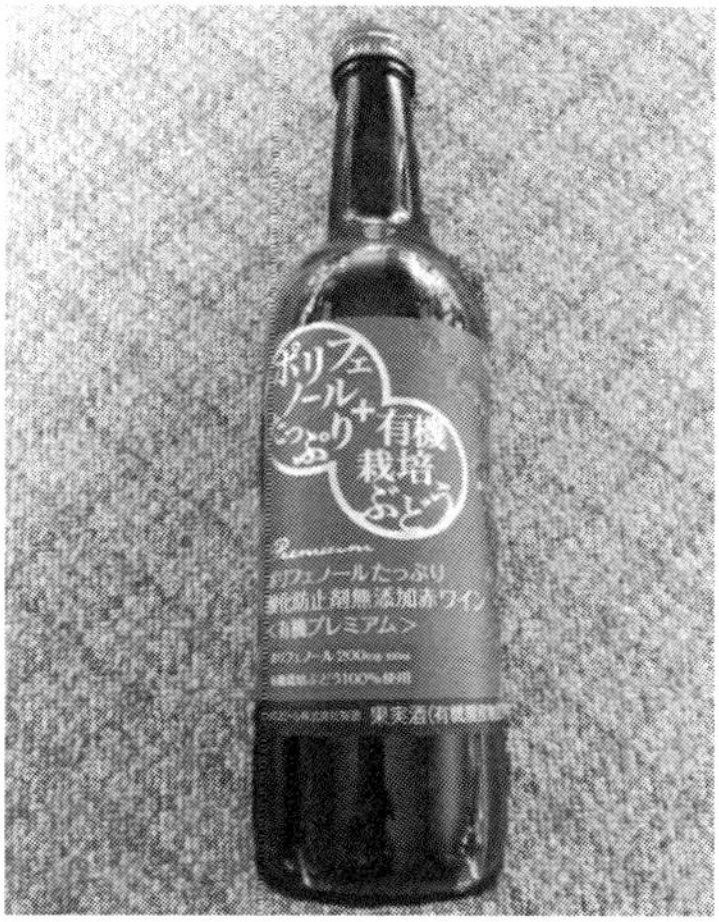

著者が愛飲している酸化防止剤の亜硫酸塩が添加されていないワイン。

化学物質過敏症とは、微量の化学物質を摂取した際に起こる症状です。ただし、化学物質に対する感度は人によって違いがあるようで、同じ化学物質を微量摂取

した場合でも、症状が現れる人と現れない人がいます。

化学物質過敏症は、化学物質に対する体の「拒否反応」と考えられます。人間の体には自己防衛システムが備わっていて、有害な化学物質、すなわち化学毒物を摂取した時には、嘔吐や下痢などによって、それをすぐさま体内から排除するような仕組があります。

ところが、化学毒物がごくごく微量な時は、それらのシステムがなかなか機能しないらしく、排除されずに消化管から吸収されてしまいます。そして、それは臓器や組織、神経などの細胞を刺激して、さまざまな症状が現れると考えられます。

化学物質過敏症というと、一般には目の痛みやドライアイ、のどの痛み、胸痛などシックハウス症候群に見られる症状がよく知られていますが、ほかにも、めまい、動悸、不眠、頭痛など、神経的な症状も知られています。これらの神経症状は、体内に吸収された微量の化学毒物が、神経など細胞に影響することによって起こると考えられます。

結局、これらの症状が現れるということは、その人にとって、摂取した微量の化学毒物がよからぬ作用をしているということです。そして、その症状はそのことを知らせているという意味で、化学毒物に対する「拒否反応」と解釈することができるのです。ですから、ワインを飲んで頭痛がするという人は、それに含まれる二酸化硫黄に対して、体が拒否反応を示しているといえるでしょう。それだけ化学物質に対して、敏感に反応しているといえます。

ちなみに、ワインを飲むと頭痛がするという人には、無添加ワインをおススメしたいと思います。現在、コンビニやスーパーなどには、値段が安い無添加ワインが売られていますので、容易に手に入れることができます。

においに対するマヒも

市販の食品の中には、人工的な香料を添加して、強烈で印象的なにおいを発し、それによって消費者の嗅覚を刺激し、売り上げアップが図られている製品がたくさんあります。その一つが、果汁グミです。

代表的な明治の［果汁グミ　ぶどう］はその典型で、封を切ると、プーンと鼻を突く人工的なにおいが漂ってきます。ブドウのにおいに似ていますが、接着剤が混じったような変なにおいです。

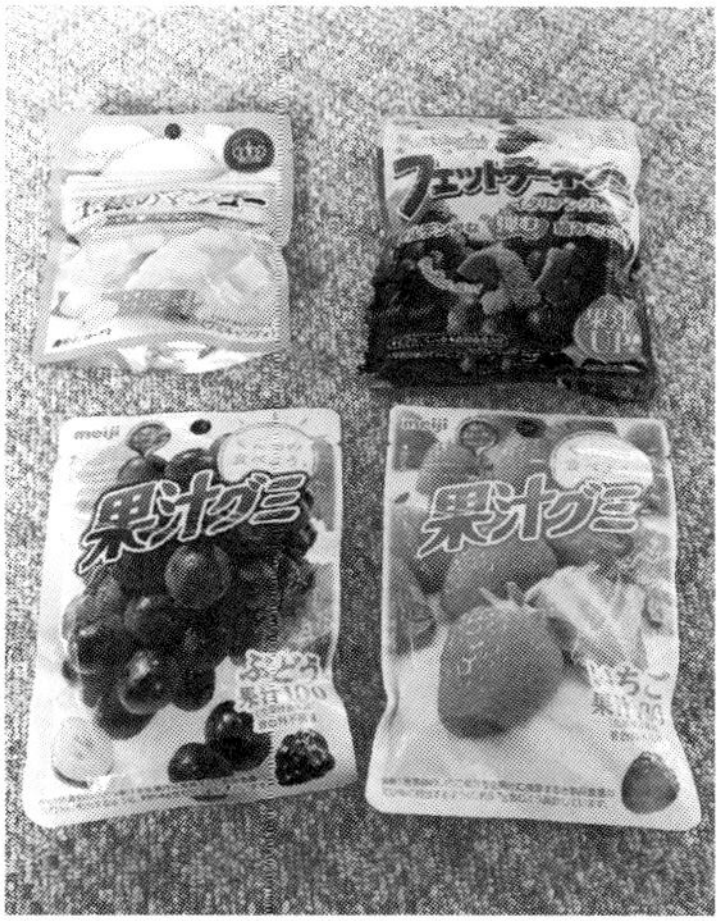

果汁グミには、刺激的で人工的なにおいのする香料が使われた製品が多い。

食品に使用される香料は、合成が約一五〇品目、天然が約六〇〇品目もあって、それらを数品目、あるいは数十品目組み合わせて独特のにおいが作られていますが、その製法は企業秘密になっています。そのため、香料を使っている大手食品メーカーですら、具体的に何が使われているのか知らないケースが珍しくありません。

合成香料の中には毒性の強いものがあります。サリチル酸メチルは、二％ふくむえさをラットに食べさせた実験で、四九週ですべてが死亡。また、ベンズアルデヒドは、マウスに一日に体重一kgあたり〇・二〜〇・六gを週五日二年間投与した実験で、前胃の腫瘍発生率を増加させました。このほか、フェノール類、イソチオシアン酸アリル、エーテル類なども毒性があります。

一方、天然香料のほとんどは植物から抽出されたもので、原料に使われる植物の多くは、食用として利用されているものです。ただし、コカ（COCA）やヤドリギ、バラなど食用でないものもあります。ちなみに、コカは、麻薬のコカインの原料となるもので、コーラに使われている可能性があります。このほか、オケラなど正体不明のものもあります。

［果汁グミ　ぶどう］に使われている香料について、明治に問い合わせたところ、「合成香料を使っていますが、具体的な香料名については、企業秘密になっているので教えられません」という答えでした。

問題は、このにおいをどう感じるかです。それを「ブドウらしいにおい」と感じる人はおそらく多いのでしょう。だから、この製品は売れ続けているのだと思います。しかし私には、そのにおいはどう贔屓目に見ても「いいにおい」とは感じられません。むしろ人工的で不快なにおいです。おそらくこのにおいを嗅いで、気分が悪くなるという人もいるでしょう。

果汁グミのほかにも、フルーツヨーグルト、フルーツゼリー、ガム、あめなどの場合も、同様に人工的で刺激的なにおいのする製品が少なくありません。いずれも合成の香料を添加することによって、刺激的なにおいを発していると考えられます。

人間の嗅覚は、味覚と並んで身を守るための重要なセンサーです。人間は、毒性のあるものに対しては不快なにおいと感じることによって、それを吸わないようにして身を守ります。ですから、本来なら人工的で刺激的なにおいに対しては拒否反応を示す、あるいは少なくとも警戒感を持つはずなのです。

にもかかわらず、多くの人たちが、果汁グミやフルーツヨーグルトなどの人工的で刺激的なにおいを発する製品を買い求め、食べています。ここにも、化学毒物マヒの現象が見られるといえるでしょう。

毒

5章

食物アレルギーという不可思議

食物アレルギーという不可思議

今や食物アレルギーは当たり前の言葉になってしまいましたが、よく考えると実に不可思議な症状です。食べ物は、私たちの体を作り維持する重要な栄養素を供給してくれる、人間にとっては不可欠なものです。それが、蕁麻疹《じんましん》や喘息、腹痛、下痢などの辛い症状をひき起こすというのですから。

私が小学生の時には（もう五五年近く前のことですが）、一クラス五〇人の中で一人だけ卵を食べると蕁麻疹を起こす子がいました。そのため、その子は学校給食に出る卵を食べなくてもよいと先生に言われていました。

それが今では、乳児の約五〜一〇%、幼児の約五%、学童期以降は一・五〜三%が食物アレルギーといわれています。

サバやそば、ピーナッツなどは、以前から激しいアレルギー症状を起こすものとして知られています。さらに小麦や大豆、卵、肉類などもアレルギーを起こしやすい食べ物です。これらの食べ物には、特定のたんぱく質が含まれていて、それがアレルゲンとなって、蕁麻疹やかゆみ、嘔吐、下痢、腹痛などの症状を起こすというのです。

また、人によっては、咳や喘息、呼吸困難などを起こすこともあります。さらに、アナフィラキシーショックといって、血圧低下や意識障害などを起こして、死亡するケースさえあるのです。

食物アレルギーの子供が増えているため、厚生労働省では、二〇〇一年から食物アレルゲンの表示制度を開始しました。アレルギーを起こしやすく、また、アナフィラキシーショックのような重い症状を起こすことがある「卵、乳、小麦、えび、かに、そば、落花生」の七品目について、表示を義務付けています。

さらに、自主的に表示を推奨しているものが、「あわび、いか、いくら、オレンジ、カシューナッツ、キウイフルーツ、牛肉、くるみ、ごま、さけ、さば、大豆、鶏肉、バナナ、豚肉、まつたけ、もも、やまいも、りんご、ゼラチン」と、全部で二〇品目あります。食品企業では、アレルギーによる事故を防ぐために、推奨二〇品目についても、表示しているケースが多くなっています。

ただし、不思議なのは、オレンジやバナナ、ももなどの果物まで、推奨二〇品目に入っていることです。果物に含まれるたんぱく質は少なく、ほとんどの果物で一％以下です。にもかかわらず、それらがアレルゲンとなって、症状を引き起こしているわけです。なんとも不思議です。

免疫力が高まるとアレルギーが増える

食物アレルギーは、どうして起こるのでしょうか？　食品中には様々なたんぱく質が含まれていて、胃や小腸を通過する間に消化液によってアミノ酸に分解されて吸収されます。ところが、乳幼児の場合、消化器が十分発達していないため、たんぱく質の一部がアミノ酸に分解されずにそのまま吸収され、アレルゲンとなって、食物アレルギーを起こすと考えられています。

成長とともに消化器も発達して、小学生以上になると、十分に機能するようになるようです。それでも、人間は個人差がありますから、多くの人にとってはアレルゲンとならない食べ物でも、ある人にとっては十分体がそれを処理することができず、免疫が反応して、食物アレルギーが起こると考えられます。

ところで、食物アレルギーが増えた理由の一つに、私の子供の頃に比べると、現在の子供たちは、体の免疫力が高まっていることがあげられます。

戦後になって、とくに高度経済成長期以降、ご承知のように日本人の食生活は大きく変わりました。以前の米や野菜、海藻、魚中心の食生活から、肉、卵、牛乳、パン、バター、チーズなどの欧米食が普及しました。その結果、日本人がかかる病気にも変化が現れました。脳梗塞や心筋梗塞、狭心症、糖尿病などの生活習慣病が増えたのです。これについては、みなさんも家族や周囲の人たちを見ていて、実感されていると思います。また、芸能人でも、これらの病気で苦しんでいる人が目立ちます。

こうした生活習慣病が増えたのは、動物性脂肪やコレステロール、糖分、カロリーなどを多くとるようになったからというのが、一般常識であり、それはほぼ間違っていないと思います。

これは、たんぱく質や脂肪、エネルギーを多くとるようになって、栄養状態がよくなったということです。そして、栄養状態がよくなると、免疫力がアップして、病原性の細菌やウイルスに対する抵抗力が高まることになり、感染症になりにくくなるのです。そのため、戦前に多かった結核や肺炎が減ったのです。なお、最近では、肺炎で亡くなる人が増えていますが、それは高齢者が増えたためであって、戦前の状態に戻ったわけではありません。

食の欧米化によって、免疫力が高くなって感染症になりにくくなったのはよかったのですが、アレルギーも免疫によって起こりますから、免疫力が高くなれば、当然ながらアレルギーも起こりやすくなってしまうのです。つまり、栄養状態がよくなって感染症が減ると、その代わりにアレルギーが増えるのです。

これは以前からヨーロッパで見られる現象で、ある意味で必然の結果なのです。「体の抵抗力が弱ると、アレルギーを起こす」という人が時々いますが、それは正しくないと言えるでしょう。

アレルギーのメカニズム

食物アレルギーのほか、蕁麻疹、喘息、花粉症などのアレルギーは、いずれも免疫によってひき起こされるもので、そのメカニズムはどれも基本的には同じです。

その主役は、免疫の要であるリンパ球です。リンパ球とは、白血球の一種で、骨髄で作られ、胸腺やリンパ節、脾臓で成長し、増殖します。リンパ球には、T細胞とB細胞があります。T細胞は、いわば司令官役の細胞で、B細胞に司令をだして、細菌やウイルスなどを攻撃して破壊する「抗体」というものを作らせます。

たとえば、何らかの病原性ウイルスが、口や鼻などから体内に侵入してきたとします。すると、それを察知したT細胞が、B細胞にそのウイルスを攻撃する抗体を作るように司令を出します。すると、B細胞は、IgG抗体（免疫グロブリンG抗体）を作ります。そして、それがウイルスに取り付いて、それを破壊します。こうすることで、体をウイルスの侵入から守っているのです。もし免疫システムが働かなくなると、ウイルスや細菌などが次々に体内に侵入して増殖することになるので、人間は生きて行くことが困難になります。

アレルギーの場合も、T細胞とB細胞が活動します。図2は、アレルギー発生とそのメカニズムを示したものです。たとえば、卵や小麦などに含まれるアレルゲンが口から体内に侵入したとします。すると、それを察知したT細胞がB細胞に司令を出します。そして、B細胞が抗体を作

図2　アレルギーが起こるメカニズム

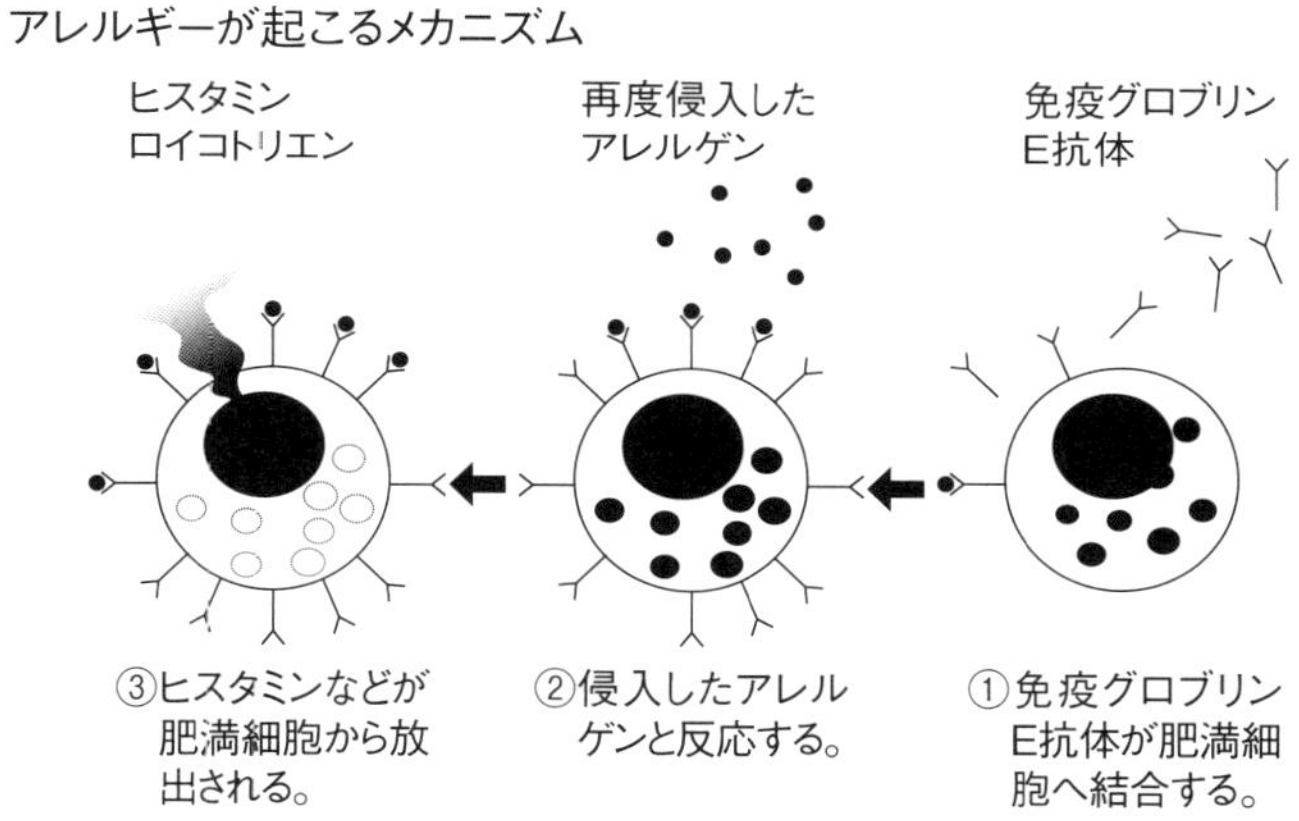
アレルギーが起こるメカニズム
ヒスタミン
ロイコトリエン
再度侵入した
アレルゲン
免疫グロブリン
E抗体
③ヒスタミンなどが
肥満細胞から放
出される。
②侵入したアレル
ゲンと反応する。
①免疫グロブリン
E抗体が肥満細
胞へ結合する。

るのですが、ウイルスの時とは違ってＩｇＧ抗体ではなく、ＩｇＥ抗体（免疫グロブリンE抗体）を作ります。アレルギーでは、このＩｇＥ抗体がとても重要な役割を果たします。

ＩｇＥ抗体は、ＩｇＧ抗体のようにアレルゲンを直接攻撃するということはありません。それは粘膜や皮膚などに多く存在する肥満細胞（マスト細胞）という細胞の表面に取り付きます。

「それって、肥満を起こす細胞？」と思う人もいるでしょうが、違います。顕微鏡で見ると、丸く太ったように見えるので、そう名付けられたのです。ちなみに、脂肪をため込んで肥満の原因となるのは、脂肪細胞です。

アレルゲンに免疫が反応

最初に体内にアレルゲンが入った時には、ＩｇＥ抗体はマスト細胞に取り付くだけで、アレルゲンとは直接関係しません。ところが、次にアレルゲンが入ってきた時、マスト細胞の表面に取り付いたＩｇＥ抗体がアレルゲンと結合します。そして、それが引き金となってマスト細胞を刺激し、その結果、マスト細胞から特定の物質が放出されます。それが、ヒスタミンやロイコトリエンです。

ヒスタミンは、血管に作用して、それを広げたり、血管の壁を物質が通過しやすい状態にします。また、平滑筋という内臓などにある筋肉を収縮させる作用があります。

したがって、体内に入ってきたアレルゲンが、皮膚の近くでＩｇＥ抗体と反応してマスト細胞からヒスタミンが放出されれば、皮膚の毛細血管が拡張したり、血管壁から血しょうが漏れたりします。その結果、皮膚が赤くなったり、脹れたりし、またその周辺の神経が刺激されてかゆくなったりするのです。これが、蕁麻疹です。

一方、アレルゲンが気管支で同じようにＩｇＥ抗体と反応すれば、やはりヒスタミンが放出されて、気管支の筋肉が収縮し、咳をひき起こすのです。これが繰り返し起こる状態が、喘息です。また、鼻腔で同じことが起これば、クシャミが起こったり、鼻がつまったりします。これが、アレルギー性鼻炎です。そして、花粉が原因とされるアレルギー性鼻炎が、いわゆる花粉症です。

どんな人間でも、当然ながら免疫システムを備えており、また、アレルゲンが体内に入ってきた場合、Ｔ細胞が刺激され、そして、Ｂ細胞がＩｇＥ抗体を作り出します。したがって、アレルギーは誰でも、起こりうるものなのです。

ちなみに、ロイコトリエンもヒスタミンと同じような作用を持っており、その作用はむしろヒスタミンよりも強いとされています。

アレルギーは誰でも起こり得る

よく「アレルギー体質」という言葉が使われますが、それは、特別な体質ではないのです。いわばすべての人間にそなわっている体質なのです。すべての人はＩｇＥ抗体を作るのですから。しかし、人によってアレルギーを起こしやすい人とそうでない人がいるのも事実です。どうしても個人差があるのです。それで、起こしやすい人を「アレルギー体質」などといっているにすぎないのです。

アレルギーが起こるメカニズムを知った時、私は「これは病気ではない」と感じました。それは、とても見事なシステムであったからです。つまり、外から入ってきた「異物」に対してＴ細胞が反応し、Ｂ細胞に司令を発してＩｇＥ抗体を作らせ、それがマスト細胞と連携してヒスタミンを放出し、その作用によって血管から水分や血液成分が漏れ出たり、筋肉が収縮する――これらは細胞たちの実に見事な連係プレーなのです。

これが病気のはずがないと思いませんか？　むしろこの一連の細胞たちの挙動は、異物を排除し、また警告を発して体を守っている反応なのです。蕁麻疹はその典型といえます。蕁麻疹は、体がうまく処理できない物質が入ってきたときに起こるものだからです。つまり、体が、「その物質をもう摂らないように」と警告しているのです。

またアレルギー性鼻炎もそうです。つまり、鼻づまりによって異物の侵入を阻止し、鼻水やクシャミで異物を排出しようとしているのです。花粉症は、たまたまその対象が花粉となっているのです。喘息も、咳によって気管支に付着した異物を外に出そうとしていると考えられます。

人間の体に備わっているもので、無駄なものは一つもありません。すべてが何らかの役割を担っているのです。その役割は、各種の細胞が連携し合うことで維持されています。そして、役割を担うということは、細胞が自己を維持するためなのです。なぜなら、互いに連携しあって人体という個体を維持し続けることは、各種の細胞の生存を維持することにつながるからです。

アレルギーも、まさに各種の細胞が人体を維持し、自己を維持するために行なっている見事なシステムであると考えられるのです。

前に書いたようにＩｇＧ抗体の関連する免疫システムは、病原性のウイルスや細菌などから体を守る反応です。一方、ＩｇＥ抗体の関係するものは、体にとって有害な物質から体を守るためと考えられるのです。

アレルギーは化学物質でも起こる

ところで、一般にアレルギーはたんぱく質が原因とされています。花粉症にしてもダニアレルギーにしても、花粉やダニに含まれるたんぱく質に免疫が反応してＩｇＥ抗体が作られ、症状が現れると考えられています。しかし、実際には、原因となるのはたんぱく質ばかりではなく、化学物質もなりうるのです。

その一つとしてあげられるのが、化学合成された添加物、すなわち合成添加物です。皮膚科医の間では、とくにタール色素の赤色一〇二号、黄色四号、黄色五号が蕁麻疹を起こす添加物として警戒されています。

二〇一八年一月現在で、指定添加物（ほとんどが化学的に合成された合成添加物）が四五四品目、そして、植物や昆虫、鉱物、細菌などから抽出された既存添加物が三六五品目あります。これらが複雑に組み合わされて、食品に使われているのです。中でも問題なのは合成添加物です。

それらは次の二種類に大別されます。

①　自然界に存在しない人工的な化学合成物質

②　自然界にある物質をまねて化学合成したもの

とくに問題なのは、①の「自然界に存在しない化学合成物質」です。タール色素の赤色一〇二号や黄色四号などはこれに当たります。

これらの化学合成物質は自然界にないがために、人間の体はそれらをうまく処理することができません。つまり、体内に入ってきても、消化・分解できずに、「異物」となって全身をグルグルめぐるのです。そして、各臓器や組織の細胞にダメージを与えたり、遺伝子を突然変異させたりする可能性があるのです。

ちなみに、②の「自然界の物質をまねたもの」とは、ビタミンCやE、Aなどのビタミン類、クエン酸やリンゴ酸など、果物などに含まれる酸などです。これらはもともと野菜や果物などに含まれています。その化学構造を解明して、人工的に合成されているのです。

これも化学物質には変わりありませんが、もともと自然界にあるものであり、また食べ物に含まれる成分であるものが多いので、一度に大量に摂取しない限り、それほど害をおよぼすということはありません。

免疫が有害な異物を排除する

前にも書きましたが、タール色素は一九世紀の半ばにドイツで化学合成されたもので、最初にコールタールを原料に作られたためそう呼ばれています。後にコールタールに発がん性があることが分かったため、今は石油製品を原料に合成されています。

タール色素は、自然界にまったく存在しない化学合成物質であるため、環境中でなかなか分解されません。つまり、色落ちしないのです。そこで、染料として使われるようになったのです。

さらに、食品にも使えないかということで研究がなされ、一部のものが食品にも添加されるようになりました。現在、食品添加物として認可されているのは、前にふれたように赤色一〇二号や黄色四号などのほか全部で一二品目あります。タール色素はひじょうにたくさんの種類があって、添加物のほかに、医薬品、化粧品、洗剤、入浴剤など数多くの製品に使われています。

赤色一〇二号や黄色四号、黄色五号を含んだ食品を食べた場合、それらは吸収されて血液に乗って体中をグルグルめぐることになります。そして、遺伝子に悪影響をおよぼす可能性があります。それを、体の防衛軍である免疫は放っておくことができません。そこで、おそらくT細胞やB細胞、IgE抗体、マスト細胞、ヒスタミンなどが働いて、血管の外に排除しようとするのでしょう。

つまり、ヒスタミンによって血管壁にすき間ができて、血しょうがそとに流れ出し、それとともに赤色一〇二号なども外に流れ出すと考えられます。その結果、皮膚が腫れたり、赤くなったり、かゆくなったりするのでしょう。そして、それは「変なものが入ってきたぞ」という警告になるのです。

結局、体内で異物となって存在し、遺伝子や細胞に悪影響をおよぼすようなものに対して、免疫が機能すると考えられるのです。ですから、そうした性質のある添加物は、タール色素と同様に蕁麻疹を起こすと考えられます。

たとえば、保存料の安息香酸《あんそっこうさん》ナトリウムやパラベン（パラオキシ安息香酸類）も、蕁麻疹を起こすと指摘されています。これらは、清涼飲料やドリンク剤によく使われています。

このほか、にぼしや油脂などに酸化防止剤として使われているBHA（ブチルヒドロキシアニソール）、あるいはBHT（ジブチルヒドロキシトルエン）。輸入かんきつ類に防カビ剤として使われているOPP（オルトフェニルフェノール）、OPP‐Na（オルトフェニルフェノールナトリウム）、

ＴＢＺ（チアベンダゾール）なども、同じように作用する可能性があります。

ちなみに、これらはいずれも発がん性があるなど、毒性の強いものです。したがって、蕁麻疹などのアレルギーを防ぐためにも、また発がんのリスクを低減させるためにも、これらはできるだけ避ける必要があるのです。

6章

合成洗剤が引き起こす健康被害と汚染

「香害」に苦しむ人が急増

時々電車に乗っていて、なんとも強烈な香料のにおいが漂ってきて、その場にいるのが耐えがたくなる時があります。柔軟剤（柔軟仕上げ剤）に配合された香料が衣服に付着し、強烈なにおいが放たれているためです。おそらく同じような経験をされた方も少なくないのではないでしょうか。

たとえば、柔軟剤の「フレア　フレグランス」（花王）や「ソフラン　アロマリッチ」（ライオン）などには、強烈なにおいを発する香料が使われています。それが衣類に付着して、刺激的なにおいを発します。また「レノア　ハピネス　アロマジュエル」（P&G）のように柔軟剤ではなく、衣類ににおいを付けるための製品も売られています。これを柔軟剤と一緒に使った場合、さらに強いにおいが発せられます。

こうした強烈なにおいに苦しめられる人が増えています。そのため、そのにおいは「香害」とも言われています。

国民生活センターによると、柔軟剤のにおいで体調を崩したと訴える相談が急増しているといいます。「柔軟剤のにおい」に関する相談件数は、二〇〇八年度は一四件でしたが、一二年度には六五件と五倍近くに増えました。とくに頭痛や吐き気などの危害相談は、〇八年度はわずか三件でしたが、一二年度は四一件に急増しました。

たとえば、「柔軟仕上げ剤を使用し、室内干ししたところ、においがきつく、妻と二人ともせきがでるようになった。柔軟仕上げ剤を使用したタオルで顔を拭くとせきがとまらなくなった」、あるいは「隣人の洗濯物のにおいがきつ過ぎて頭痛や吐き気があり、窓を開けられない。換気扇も回せない。柔軟仕上げ剤のにおいではないかと思う」などの相談が寄せられているといいます。

いずれも、柔軟剤などの製品の使用が増えていることが原因と考えられます。そこで、同センターでは、業界団体の日本石鹸洗剤工業会に対して、においがあたえる周囲に対する影響について配慮を促す取り組みを行なうように要望しました。

もともと柔軟剤には香料が使われていて、それによって気分が悪くなるなどの被害を受けていた人がいたのです。にもかかわらず、各洗剤メーカーでは、さらに強烈な香料を配合した新たな製品を売り出し、有名女優を登場させたCMを頻繁に流して、メリットのみを強調して、消費者の購買欲を誘っています。

そして、それらの製品を何のためらいもなく使っている人が多いのです。おそらくその人たちにとっては、「いい香り」なのでしょう。これも一種の化学毒物マヒといえます。

使っている人にとっては「いい香り」でも、国民生活センターの発表でも分かるように、そのにおいによって吐き気を感じたり、頭痛を起こしたりする人もいるのです。最近では、化学物質過敏症の人が増えていますが、その人たちにとっては、おそらく耐え難いにおいでしょう。

香害で大学を辞めた人も！

さらに柔軟剤に加えて、においの強い洗濯用洗剤まで売り出され、いっそう「香害」が広がっています。各洗剤メーカーはこうした洗濯用洗剤を次々に売り出し、テレビで大々的に宣伝しています。そのCM内容は、周辺に「よい香り」を振りまいて、周りの人を「気持ちよくさせる」という、欺瞞的なものが多くなっています。

これらの宣伝文句に何の疑いも持たずに購入して使っている消費者も多いことでしょう。しかし、そのにおいは、人によっては「よい香り」どころか、「耐え難い臭い」なのです。

これらは柔軟剤入り洗濯用洗剤ですが、香料が衣服に残ってにおいを発散させるという点では、柔軟剤と同じです。前述のように国民生活センターには、柔軟剤に対する苦情や相談がいくつも寄せられていますが、次のように、もっと深刻なケースもあるのです。

二〇一五年一〇月に愛知県にある生活クラブ生協が主催する講演会に講師として招かれた時のことでした。主催者の一人から次のような話を聞きました。

息子さんが東京の大学に通っていたのですが、電車通学の際に車内に漂う香料のにおいが辛くて、しばらく我慢して大学に通っていたのだけれど、とうとう我慢しきれなくなって退学せざるを得なくなり、愛知県の実家に戻ってきたとのことです。多少大げさに感じる読者もいるかもしれませんが、「辛い」と感じる人にとっては、電車に乗れなくなるほど辛いのです。

においの強い柔軟剤や洗剤を使っている人には、こんな人がいることを理解してほしいと思います。また、香料は使っている人自身にも悪影響をおよぼしかねないのです。

においの強い香料を常に吸い込んでいた場合、鼻や目が影響を受け、喘息やアレルギー性鼻炎・結膜炎を起こす可能性があるからです。したがって、自身のためにも安易な使用は控えたほうがよいのです。

「香害」が広がっている原因は、各洗剤メーカーが売り上げを伸ばすために、通常の洗剤や柔軟剤に加えて、においの強い洗剤や柔軟剤を売り出しているからです。そして、巧みなＣＭによって、優れた製品であるかのように消費者に思い込ませているのです。もともと洗濯用洗剤は、成分の合成界面活性剤が河川や湖沼を汚染するという問題を抱えていますが、さらに「香害」まで引き起こしているのです。

洗濯用洗剤の主成分・LASとは

ところで、道路を歩いていると、しばしば洗濯物のにおいが鼻を突いてくることがあります。香料と合成洗剤が混じったような、独特のにおいですが、においの強い柔軟剤、あるいはにおいの強い柔軟剤入り洗濯用洗剤ばかりでなく、ふつうの洗剤を使っていた場合でも、こうしたにおいを感じます。

多くの人は、このにおいを発する肌着やシャツ、ズボンなどを身に着けているわけです。おそらくそのにおいに慣れてしまって、とくに違和感を覚えないのでしょう。つまり、そうした香料や合成洗剤が発するにおいにマヒしてしまっているのです。

私の家では、洗濯にはずっと前から粉せっけんを使っていますが、こうした家庭は少ないようで、ほとんどが「アタック」（花王）や「アリエール」（P＆G）などの市販の合成洗剤を使っています。

「アタック」にはいくつもの化学物質がふくまれていますが、とりわけ主成分である直鎖アルキルベンゼンスルホン酸ナトリウム（略称・LAS）は問題の多い成分です。

LASは最も代表的な合成界面活性剤で、「ニュービーズ」（花王）や。「アリエール」（P＆G）など多くの洗濯用洗剤にも配合されています。しかし、人体や環境への影響がもっとも懸念されている界面活性剤でもあるのです。

ＬＡＳは一九六〇年代の後半ごろから洗濯用洗剤に使われるようになりました。それ以前は、ＡＢＳ（アルキルベンゼンスルホン酸ナトリウム）という合成界面活性剤が使われていました。これは、ＬＡＳと似たものです。名前も似ています。「直鎖」が付いているか、いないかの違いだけです。動物実験の結果、ＬＡＳとＡＢＳの毒性は同程度とされています。

現在はＡＢＳは使われていませんが、ＬＡＳが登場する以前はよく使われていて、それを配合した「ライポンＦ」という食器用の粉末製剤が売られていました。ところが、この「ライポンＦ」によって重大な事故が発生したのです。

食器用洗剤で死亡事故が発生

一九六二年九月二〇日の午前三時ごろ、東京都北区のある家庭で、そこのお母さんが生後二カ月の赤ちゃんにミルクをあたえようと、粉ミルクを哺乳瓶に入れて水で溶きました。それを赤ちゃんに飲ませようとしたのですが、嫌がって飲みません。お母さんは電燈を点けて、ちょっとなめてみると、ミルクとはまったく違う味がしたといいます。

その時、お父さん（三二歳）が目を覚まして、味を調べようと、その“ミルク”を一口ゴクリと飲んでしまいました。数分後、お父さんは苦しげなうめき声を上げて激しく吐きました。のどがヒリヒリ焼けるように痛んだといいます。

実は哺乳瓶に入っていたのは粉ミルクではなく、「ライポンＦ」だったのです。お母さんが間違えて入れてしまったのです。

そのことに気付いた二人は、「ライボンF」の注意書きを見ました。すると、「厚生省実験により衛生上無害であることが証明されています」と書いてありました。それで、一口飲んだだけだし、それほど心配ないだろうということで、胃腸薬と口直しに清涼飲料水を飲んで、寝てしまいました。

ところが、それから一〇分もたたないうちに、お父さんは激しく吐きました。そして、一時間ぐらい苦しそうにしていましたが、なんとそのまま亡くなってしまったのです。この事件は、その日の『朝日新聞』で報じられました。

ABSの代わりに使われ始めたLAS

その後、遺体を解剖したところ、胃の中には〇・五gのABSが残っていたことが分かりました。解剖を行なった監察医たちは死亡原因がABSであると判断し、死亡検案書に「本屍の死因は中性洗剤による中毒死である」と書きました。

遺族はライオン油脂を相手取って、損害賠償の裁判を起こし、その死亡原因が争点になりました。しかし、裁判所はサルなどにABSを口から投与した実験で死亡が見られなかったことなどを理由に、そのお父さんの死と「ライボンF」との間に関係は確認できないという理由で、被告のライオン油脂を無罪としました。

この事件のこともあってか、またＡＢＳは分解されにくく、世界各国で河川や下水処理場で泡が発生して問題になっていたこともあり、洗剤業界の間でＡＢＳの使用をやめようという機運が高まっていきました。

そこで、ＡＢＳの代わりに登場したのが、ＬＡＳなのです。一九六〇年代にしだいにＡＢＳは使われなくなって、代わりにＬＡＳが使われるようになり、一九七〇年にはＬＡＳへの転換率は八〇％に達しました。しかし、動物実験による急性毒性（すぐに現れる毒性）は、ＡＢＳもＬＡＳもそれほど変わらないのです。

ＬＡＳには化学構造上、一個のベンゼン核（いわゆる亀の甲）がありますが、そもそもこれが曲者なのです。単独のベンゼン核、すなわちベンゼンは人間にがんを起こす発がん物質なのです。これはベンゼンをたくさん使っていた靴製造の従業員が白血病を起こしたことから明らかになっています。

ベンゼンは白血病を起こす

ベンゼンが人間の骨髄に作用して、その結果貧血が起こることは一九世紀末から知られていました。そして一九二八年、フランスの研究者がそのことを始めて報告し、その後、靴製造の盛んなイタリアで白血病の患者がたくさん発生しました。

靴を製造する工場では、革の接着にニカワが使われますが、その際の空気中のベンゼンの濃度は二〇〇～五〇〇ｐｐｍ（ｐｐｍは一〇〇万分の一を表す濃度の単位）と高く、そこの従業員たちが白血病になる割合は、通常の人たちよりも二〇倍も高かったのです。

　イタリアでは、一九六三年以降は、ニカワやインクなどの溶剤としてベンゼンを使うことは法律で禁止されました。

　ベンゼン核が一つ、あるいは二つからできている化学物質には毒性の強いものが多いのです。例えば猛毒物質として恐れられているダイオキシンは、ベンゼン核二つと酸素と塩素からできています。

　農薬として使われていて、発がん性があり、環境汚染をひきおこすという理由で使用が禁止されたＤＤＴも、ベンゼン核二つと塩素などからできています。ＤＤＴは、内分泌攪乱化学物質（環境ホルモン）の一つです。

　このほか、カネミ油症の原因であるＰＣＢ（ポリ塩化ビフェニル）もベンゼン核二つに塩素が結合したものです。

　フェノールという化学物質は、プラスチックの一種のフェノール樹脂の原料のほか、香料や染料などの製造に使われていますが、動物実験で発がん性が示されていて、人間が摂取すると、中毒症状を起こします。フェノールは、ベンゼン核一つに水酸基（-OH）が結合したものです。

　以上のように、ベンゼン核そのものに発がん性があり、それが一つ、あるいは二つからなる化学物質は毒性の強いものが多いので、要注意なのです。

催奇形性の疑い

ＬＡＳはベンゼン核を一つ持っていて、さらに硫黄（Ｓ）も含んでいます。硫黄を含んだ化学物質も、硫酸や亜硫酸ガス（二酸化硫黄）など、毒性の強いものが少なくありません。そのため、ＬＡＳの安全性に疑いを持っていた研究者は多かったのです。その一人が、三重大学医学部の三上美樹教授でした。

一九六九年、三上教授は、「合成洗剤が先天性異常を引き起こす」――というショッキングな発表を行ないました。ＡＢＳがメダカやマウス（ハツカネズミ）に先天性異常を引き起こすことが実験で確認されたというのです。また、ＬＡＳについても、皮膚から吸収されて、肝臓障害を起こすという発表を行ないました。

これは社会的な問題になって、「本当に合成洗剤が先天性異常を起こすのかどうか、きちんと検証しよう」ということになって、ＡＢＳに代わって使われるようになっていたＬＡＳについて、催奇形性があるかどうか、京都大学、広島大学、名古屋大学、三重大学が同時に実験を行ないました。

実験の方法は、ＬＡＳの二〇％、五％、一％溶液を作り、それを妊娠したラットやマウスに塗り続けて、胎児や母体にどのような影響が現れるか、観察するというものでした。

その結果、三重大学の実験では、さまざまな障害が認められました。ます二〇％のＬＡＳを塗ったラットでは、妊娠する割合が減り、また妊娠しても胎児が途中で死亡する割合が高かったのです。さらに生まれた子どもの体重が少なくなっていました。

また、胸、足、腰の骨に異常が見られました。胸と足の骨の異常は、五％、一％の薄い溶液を塗った場合でも見られました。そこで三重大学では、「ＬＡＳに催奇形性がある」という結論を出しました。

ところが、そのほかの三大学では、このような異常は確認されませんでした。生まれた子どもの体重が少ないことは、名古屋大学や京都大学でも観察されましたが、それがＬＡＳの直接的な影響によるものなのか、母ラットが皮膚障害を起こして食欲を失い、そのために胎児の発育が悪くなったのか判断できないということで、うやむやになってしまいました。

結局、四大学のまとめとしては、「ＬＡＳに催奇形性がない」ということで決着がつけられてしまったのです（旧・科学技術庁発行『合成洗剤に関する研究成果報告書』一九七八年より）。

しかし、三重大学の実験では明らかに催奇形性が見られました。それが完全に無視された格好で結論が出されていますが、これが本当に正しい結論だったのか、今でも疑いを持たざるをえないのです。

コイが死ぬ合成界面活性剤

［アタック］には、ＬＡＳのほかにポリオキシエチレンアルキルエーテルという合成界面活性剤が使われています。これは、略してＰＯＥＲまたはＡＥといわれています。ＰＯＥＲは、［ア

リエール」や「ニュービーズ」にも配合されています。

ＰＯＥＲは水に溶けてもイオン化しないため、非イオン界面活性剤といわれます。今、非イオン界面活性剤は、陰イオン界面活性剤（水に溶けた際にマイナスのイオンになる）と同様にもっともよく使われている合成界面活性剤です。合わせて国内で生産される合成界面活性剤の約九割を占めています。

ＰＯＥＲは分解されにくいため、河川や湖沼に流れ込んだ場合、魚などへの影響が大きいのです。実際にこんな事件が起こりました。一九八三年、横浜市戸塚区の団地内を流れる川でコイが大量に死んでいるのが発見されました。そこで、市の公害研究所（当時）がその原因調査に乗り出し、川の水を調べたところ、ＰＯＥＲが一九ｐｐｍの濃度で検出されました。

コイが死亡する原因は、ＰＯＥＲ以外に考えられなかったため、ＰＯＥＲの一九ｐｐｍの水溶液を作って、その中にコイを入れる実験をしたところ、なんと二分以内に死んでしまったのです。エラの病理変化が団地内で死んだコイと同じであったため、団地内の川でコイが死亡した原因は、ＰＯＥＲと断定されました。

このほか、「アタック」には、水軟化剤（アルミノケイ酸塩）、アルカリ剤（炭酸塩）、工程剤（硫酸塩）、分散剤、蛍光増白剤などが含まれています。これらは、どんなものなのでしょうか？

【水軟化剤】

水が硬水、すなわちカルシウムやマグネシウムなどの金属が多いと、衣類を洗濯する際に汚れが落ちにくい。そこで、カルシウムやマグネシウムなどを取り込んで、硬度を下げて、洗浄力の低下を防ぎます。アルミノケイ酸塩が使われています。

【アルカリ剤】

洗濯液をアルカリ性に保つことで、繊維に付着して汚れを落としやすいようにします。炭酸塩やケイ酸塩などが使われています。

【工程剤】

洗剤を製造する過程で、機械設備への付着防止などの目的で、微量配合されているものです。粉末洗剤が固まるのを防ぐ働きもあります。硫酸塩が使われています。

【分散剤】

洗濯の際に一度衣類から取れた汚れが、再び衣類に付着するのを防ぎます。ポリアクリルナトリウム、カルボキシメチルセルロースなどが使われています。

【蛍光増白剤】

繊維に付着すると、紫外線を吸収して青色の光（蛍光）を発することによって、繊維の黄ばみを打ち消し、白く輝くように見せます。

流行りの液体タイプの成分は？

［アタック］と並ぶ代表的な洗濯用洗剤である［アリエール］も、［アタック］と同様に水軟化

剤、アルカリ剤、蛍光増白剤などが使われています。つまり、「アリエール」も「アタック」も成分はそれほど変わりがないのです。多少違う点は、「アリエール」にはさらに漂白剤が入っていることです。これは、化学反応によって汚れを分解し、繊維を白くするものです。

漂白剤ですぐ頭に浮かぶのは、花王の「ハイター」です。主成分は、次亜塩素酸ナトリウムです。衣類を漂白するとともに、殺菌もします。毒性が強く、吸い込んだり、目に入るとひじょうに危険です。しかし、これは液体なので「アリエール」には使われていません。

「アリエール」に使われているのは、おそらく過炭酸ナトリウムでしょう。これは、単独でも漂白剤として売られています。酸素を遊離し、その力によって漂白します。毒性は弱いのですが、漂白力はそれほど強くありません。

「アタック」といえば、長らく四角い箱に入った粉末タイプが定番になっていましたが、最近では、液体タイプも盛んに宣伝されて売られています。「ウルトラアタックNeo（ネオ）」の成分は、「界面活性剤（五九％、高級アルコール系（陰イオン）、高級アルコール系（非イオン）、脂肪酸系（陰イオン））、安定化剤（ブチルカルビトール）、アルカリ剤、香料、酵素」です。

この製品には、直鎖アルキルベンゼンスルホン酸ナトリウム（LAS）が入っていません。ただし、高級アルコール系（陰イオン）や高級アルコール系（非イオン）、脂肪酸系（陰イオン）の界面活性剤が五九％も含まれています。

ちなみに、高級アルコール系（陰イオン）とは、合成界面活性剤のアルキルエーテル硫酸エステルナトリウム（AES）またはアルキル硫酸エステルナトリウム（AS）のことです。また、高級アルコール系（非イオン）とは、ポリオキシエチレンアルキルエーテル（POER）のことです。

「アタック」はこのほかに、「アタック　高浸透バイオジェル」という製品もあります。ゲル状タイプで、成分は「界面活性剤（三〇％、ポリオキシエチレンアルキルエーテル）、安定化剤、アルカリ剤、pH調整剤、分散剤、酵素、蛍光増白剤」です。

どちらの製品も、POERが含まれているので、そのまま河川に流れ込めば、魚などに悪影響を与えることになります。

人体への影響は？

ところで、「アタック」や「アリエール」、あるいはLASやPOER、蛍光増白剤などを配合したほかの洗濯用洗剤を使い続けた場合、体に何らかの悪影響がおよぶことはないでしょうか。

洗濯の際には必ずすすぎを行ないますが、洗剤に含まれる化学物質が衣類の繊維から完全に取り除かれるわけではなく、多少は繊維に残留します。蛍光増白剤は繊維に残るからこそ、青い光を発するのです。また洗剤に含まれる香料も確実に残留します。だからこそ、香りをつけられるのです。

こうした繊維に残留した化学物質は、当然ながら皮膚を刺激することになります。「市販の合成洗剤を使うと、子供のアトピー性皮膚炎が悪化する」というお母さんの声を何度か聞いたことがあります。

アレルギーというのは、一種の防御反応であり、また警告反応なのです。5章でも書きましたが、その典型は蕁麻疹です。自分の体に合わない、うまく処理できない食べ物や有害な化学物質が体に入ってきた場合、皮膚に赤い斑点などを起こして、警告を発するのです。

アトピー性皮膚炎は、蕁麻疹や喘息、花粉症などと違って、症状がとらえにくいアレルギーです。乳児では、皮膚炎が顔、頭、耳などに現れることが多く、皮膚が膨《ふく》れる丘疹《きゅうしん》ができてカサカサしてきます。また水泡ができることもあります。

さらに幼児期では、顔のほかに首や手足などに広がり、とくに腕や膝の裏側に症状が現れやすくなります。皮膚が赤くなったり、ぶ厚くなったり、かさぶたができたり、亀裂が生じたりします。かさぶたが剥がれ落ちてくることもあります。いずれの場合もひじょうに強いかゆみをともないます。

アトピー性皮膚炎も、皮膚が毒性のあるものに接触したため、それを知らせようと体が反応している可能性があります。したがって、そうした皮膚トラブルを防ぐためにも、合成洗剤を使うのはやめたほうがよいでしょう。

河川や湖沼への影響

ＬＡＳやＰＯＥＲなどの合成界面活性剤が、河川や湖沼に垂れ流された場合、そこに生息する魚やプランクトン、バクテリア（細菌）、水生植物などに大きな影響をおよぼすことになります。

今も、全国の多くの地域で、合成界面活性剤が混じった家庭排水が河川に垂れ流されています。日本の下水道普及率（下水道利用人口÷総人口）は、七八・三％（二〇一七年三月三一日現在）であり、まだ普及していない地域も少なくないからです。

東京都や神奈川県、大阪府など大都市のある自治体は普及率が高くなっていますが、地方の県は全体的に低くなっています。たとえば、徳島県はわずか一七・八％、和歌山も二六・四％にすぎません。そして、六〇％以下の県が全部で一五県もあるのです（公益社団法人・日本下水道協会のデータより）。

しかも、下水道の普及率が高い都道府県でも、普及しているのは人口の多い都市部で、農村部では普及は進んでいません。下水道が普及していない地域で、合併浄化槽が設置されていない家庭で「アタック」や「アリエール」などが使われた場合、ＬＡＳやＰＯＥＲがそのまま河川に流れ込むことになります。そうなった場合、川の中に生息している魚や貝、甲殻類、その他の生物がその影響で減少することが考えられます。

実はこうしたことは私の身近でも起こっています。私は千葉県内の小さな町に住んでいます。周辺には水田が広がっていて、農家が点在しているのですが、その家からは、合成洗剤を含んだ家庭排水がそのまま細い川に流れ込んでいます。

そのため、排水口周辺の水は白っぽく濁り、合成洗剤の臭いと腐敗臭が漂い、底の泥も汚い状態になっています。この付近では魚の姿は見当たりません。おそらく魚が棲めないような環境になっているのでしょう。

こうした汚染された細い河川が、広い河川や湖沼に何本も流れ込んで、結果的に広い河川や湖沼を汚染しているのです。こうしたことが、下水道の普及していない全国各地で起こっていると考えられます。

ワーストワンを返上した手賀沼

家庭から小さな河川に垂れ流された合成界面活性剤やその他の成分は、やがてもっと広い川に流れ込んでそこを汚染し、その川が湖沼に流れ込めば、今度はそこが汚染されます。こうして徹底的に汚染された湖沼があります。千葉県の北部に位置する手賀沼です。

手賀沼は、ながらく全国湖沼汚染ワーストワンの汚名をきせられていました。その汚名をやっと返上したのは、二〇〇一年のことです。

実は、もともと手賀沼の水はとてもきれいだったのです。昭和二〇年代には、水が澄んでいて、底が透き通って見え、漁師は漁に出たときには、沼の水をすくって飲んだといいます。しかし、昭和三〇年代以降、手賀沼に流れ込む大堀川と大津川の周辺で、急激に宅地開発が進み、生活排水が流れ込むようになりました。手賀沼に流れ込む汚濁の何と八〇%近くが生活系排水だったといいます。

昭和三〇年代は、合成洗剤が使われるようになった頃です。当然、それらが流れ込んで、魚やプランクトン、微生物、水生植物などが減っていき、水質は悪化していったと考えられます。また、同時にチッソやリンも流れ込んで、富栄養化の状態となり、アオコなどが発生し、汚染はいっそう深刻になりました。

そこで、手賀沼のある我孫子市では、一九八一年に「我孫子市石けん利用推進対策審議会の設置及び運営に関する条例」（いわゆる石けん条例）を制定して、合成洗剤を石けんに切り替え、石けん利用を勧めてきました。各家庭から廃食油を回収して、それを原料に石けんを作るという独自のシステムも作りました。

また、下水道の普及や利根川から手賀沼に水を引き入れるなどの事業を行ないました。その結果、手賀沼の水質はしだいに改善されていき、汚染ワーストワンの汚名を返上することができたのです。

都市部の河川は今も汚い

海に近い大都市を流れている河川は、たいてい淀んで濁り、嫌な臭いを放っています。東京の隅田川しかり、荒川しかり、大阪の淀川しかりです。

「春のうらら～の墨田川」と歌われていたくらいですから、昔は隅田川は水の澄んだ美しい川だったのでしょう。ところが、今は両岸がコンクリートで護岸され、いつも水は灰色に濁って淀み、魚の姿は見えず、悲惨な状態になっています。

こうした都市部の河川は、上流はきれいでも、途中で家庭排水が垂れ流された小さい川が次々と流れ込み、さらに下水処理場の排水が流され、徐々に汚染が加速され、こうした川になってしまうのでしょう。汚染が、河川の浄化能力を上回っているのです。

その大きな原因は、河川に流れ込んでいる合成界面活性剤と考えられます。それが、プランクトンや微生物、水生植物などに影響し、浄化能力を低下させているのです。つまり、以前に手賀沼で起こっていたことが、今も続いているのです。

下水道の普及している地域では、家庭排水は下水道を通って下水処理場に流れ込み、そこで処理されますが、合成界面活性剤が完全に分解されるのか、疑問が残るところです。

また、住宅地では簡易型の小さな下水処理場も多く、そうした能力の低い処理場で、どれだけ家庭排水に含まれる化学物質が分解されているのか、これも疑問が残るところです。

河川の浄化能力を低下させないためには、家庭排水中に含まれる合成界面活性剤などの化学物質を減らすことが重要なのです。

毒

7章

ボディソープによる肌荒れ、シャンプーによる薄毛

台所用洗剤と同じ成分が入っている

今や石けんに代わって広く使われているボディソープですが、中には、使うと「肌が荒れる」「肌が熱くなる」「ヒリヒリする」などという人も少なくないのではないでしょうか。普段私は無添加の石けんを使っていますが、地方に出張した時など、ホテルのバスルームに備えられた液体のボディソープを使う時があります。そんな時は決まって、肌に刺激感を覚えたり、熱いような感じになったりします。

あまり知られていないことですが、実は市販のボディソープの多くには、台所用洗剤と同じ合成界面活性剤が含まれているのです。台所用洗剤を水に溶かして、その水を使って素手で食器を

洗うと、手の皮膚がヒリヒリしたり、熱いような感じになったりします。ですから、ボディソープを使って体を洗った場合も、同様に肌がヒリヒリしたり、熱いような感じになったりとすると考えられます。

代表的なボディソープである「ビオレu」（花王）には、ラウレス硫酸Naという合成界面活性剤が配合されていますが、これが、台所用洗剤にも含まれている成分なのです。

台所用洗剤には、アルキルエーテル硫酸エステルナトリウム（略称・AES）という合成界面活性剤が配合されています。AESは代表的な合成界面活性剤ですが、いくつか種類があって、その一つにポリオキシエチレンラウリルエーテル硫酸ナトリウムがあります。実はこれこそが、ラウレス硫酸Naのことなのです。つまり、ラウレス硫酸Naは、ポリオキシエチレンラウリルエーテル硫酸ナトリウムの略称なのです。

皮膚を刺激するAES

AESには、皮膚に対して刺激性のあることが確認されています。旧・厚生省環境衛生局食品化学課編著の『洗剤の毒性とその評価』（日本食品衛生協会刊）という専門書には、「AESは高濃度で刺激性を示し、その閾値は一回の塗布で濃度五％以上、反復塗布では一％付近、一回閉鎖貼布では〇・一％付近と推定される」と書かれています。

また、同著には、AESの〇・二五％溶液を、ヒト二九人に対して、四八時間貼布した実験では、六人にかすかな紅斑が、一人に明瞭な紅斑が、一人に強い刺激反応が認められたというデータも載っています。

ですから、AESを含む台所用洗剤を使って、素手で食器を洗うと、手がヒリヒリしたり、熱いような感じになったりするのです。

ボディソープにも、AESの一種のラウレス硫酸Naが含まれています。したがって、ボディソープで体を洗うと、肌が同じように刺激を覚えることになるのです。

市販のボディソープには、ラウレス硫酸Naのほかにも、肌を刺激する化学物質がいくつも使われています。

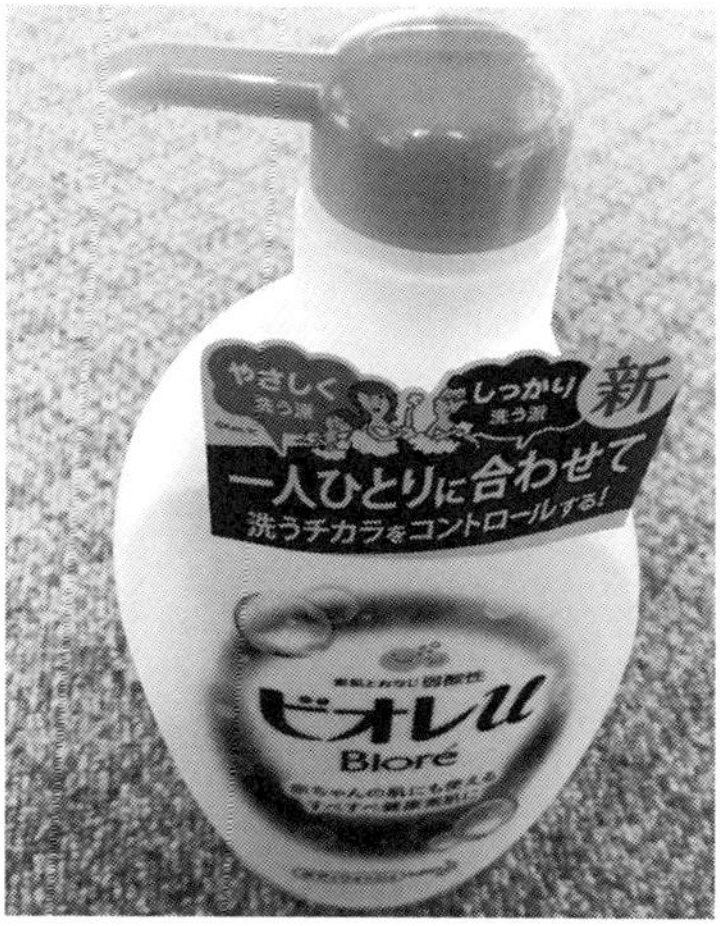

花王のボディソープ［ビオレｕ］、ラウレス硫酸Naが配合されている。

旧・厚生省では、人によってはアレルギーや皮膚障害、がんなどを起こす可能性のある化学物質を「表示指定成分」として、表示を義務付けていました。その数は、一〇〇種類以上に上ります。

二〇〇一年に化粧品の成分の全面表示が義務付けられたため、表示指定成分も、その他の成文も同列に表示されるようになり、表示指定成分を判別することは困難になりました。つまり、実質的にこの制度はなくなりましたが、表示指定成分であったものが危険性が高いことに変わりはないのです。問題のない成分とごっちゃに表示することで、事実上の表示指定成分隠しとも言えます。

ボディソープに含まれる表示指定成分

ボディソープに配合されている主な表示指定成分は、PG（プロピレングリコール）、BHT（ジブチルヒドロキシトルエン）、EDTA（エチレンジアミン四酢酸）、安息香酸Na、パラベン、香料などです。それらの表示指定成分の内容と毒性は、以下の通りです。

【プロピレングリコール（PG）】

成分を溶かす溶剤で、各種の成分を溶かす目的で使われています。しかし、その液体をヒトの皮膚に塗布したところ、何人かの局所に刺激性を認めました（旧・環境庁環境化学物質研究会編『環境化学物質要覧』丸善刊）。

【BHT】

成分が酸化して変質するのを防ぐために配合されていますが、発がん性が疑われています。マウスへの経口投与実験で肺がんが発生し、ラットへの二世代経口投与では肝臓がんの発生が増加したという危険な化学物質です（泉邦彦著『有害物質小事典』研究社刊）。

【EDTA】

石けんカスができるのを防ぐものです。金属封鎖剤ともいいます。ＥＤＴＡ－二Na、ＥＤＴＡ－三Na、ＥＤＴＡ－四Naがありますが、これらはNa（ナトリウム）の数の違いによります。ＥＤＴＡ－二Naの場合、妊娠ラットに対して、一日に体重一kg当たり〇・〇四gを腹部に注射した実験では、胎児が死亡したほか、指の数が増える、尾が二本になる、全身が膨れるなどの奇形が発生しました（『第七版食品添加物公定書解説書』廣川書店刊）。

【安息香酸Na】

成分が腐敗するのを防ぐ保存料です。食品の腐敗防止にも食品添加物として使われています。しかし、五％を含むえさをラットに四週間食べさせた実験で、すべてが過敏状態、尿失禁、けいれんなどを起こして死亡しました（谷村顕雄著『第四版食品添加物の実際知識』東洋経済新報社刊）。

【パラベン】

これも保存料です。メチルパラベンやエチルパラベンなどいくつかの種類がありますが、皮膚や眼に接触すると、強い刺激作用を示し、炎症や結膜と角膜の障害をもたらします。ヒトの精子をパラベンの〇・一～〇・八％溶液に入れた実験では、三〇分以内に動きが止まり、生理活性が完全に失われました（前出『有害物質小事典』）。

ボディソープに含まれるこれらの表示指定成分はＰＧ以外は微量ですが、毒性の強いものが多いので、皮膚の細胞への影響が心配されます。また、毛穴や汗腺などからそれらが体内に入って示す毒性、いわゆる「経皮毒」も心配されます。

普段からボディソープを使っていて、肌トラブルに悩んでいる人には、無添加の石けんを使うことをおススメします。前述のように私も無添加石けんを使っていますが、肌トラブルを感じたことは一度もありません。

ただし、注意しなければならないことは、ドラッグストアなどで売られている石けんは、無添加のものではない製品が多いことです。

無添加の石けんは、石けん素地、すなわち脂肪酸ナトリウムだけでできていますが、無添加でないものは、ＥＤＴＡや着色料、香料などが使われていて、使うと刺激性があります。石けんを購入するときは、ぜひ無添加であることを確認してください。

キューティクルを破壊

ところで、テレビで昼間のワイドショーを見ていると、中高年の女性向けのウィッグ（かつら）や増毛のＣＭが頻繁に流れています。それだけ需要が多いのでしょう。つまり、中高年の女性で薄毛で悩んでいる人が多いということでしょう。実際電車の中などでも、髪の毛の薄い女性をしばしば見かけます。

薄毛の理由はいくつか考えられますが、その一つは、市販のシャンプーが原因していると考えられます。なぜなら、刺激性のある合成界面活性剤が使われており、髪の毛の外側にあるキューティクルを破壊し、また、毛根にも影響していると考えられるからです。

市販のシャンプーには、ボディソープにも入っているラウレス硫酸Naなどの合成界面活性剤が含まれています。また、安息香酸Naなどの防腐剤、金属封鎖剤のＥＤＴＡ、タール色素などの着色料といった、表示指定成分であったものが含まれています。それらが髪の毛にダメージを与えると考えられます。

合成界面活性剤や表示指定成分を含む市販のシャンプーが、髪の毛を傷つけ、毛根にダメージをあたえることは間違いないようです。長年、合成界面活性剤の研究を行なっていた医学博士の坂下栄氏は、それまでの研究を自著『合成洗剤』（メタモル出版刊）にまとめていますが、その中で、シャンプーが髪の毛にもたらすダメージの数々を紹介しています。

それによると、髪の毛は、表面をキューティクル（髪の毛を覆っているウロコ状の細胞）で守られていますが、合成シャンプーを使っていると、そのキューティクルが破壊されてしまうといいます。

その証拠として、合成シャンプーで毎日洗髪しているという一五歳の女性の毛髪の電子顕微鏡写真を掲載し、「表層に二〇層もあるキューティクルが全くない。深部の毛髄質の糸状の細胞が見られ、それも枝のようにはねている」と解説しています。

その写真は、表面のキューティクルがなくなって、中の毛髄質がむき出しになり、その細胞が枝のように外に飛び出していることを示しているのです。

毛根に対するダメージ⁉

このほか、合成シャンプーで毎日洗髪の二二歳女性は、「二〇層あるキューティクルが溶けて、変形してしまっている」、合成シャンプーで毎日洗髪の四五歳男性は、「キューティクルが溶けて、落ちかけている」と、顕微鏡写真入りで、その悲惨な状態を紹介しています。ラウレス硫酸Naなどの合成界面活性剤や表示指定成分などが、キューティクルの細胞を破壊するためと考えられます。

さらに、坂下氏は次のように指摘しています。

「頭皮が常に合成界面活性剤の影響を受け続けているということは、頭皮の表面もまたボロボロになるということにほかなりません。

ボロボロになれば、そこにはかさぶたができることになります。実は、このかさぶたが取れてしまうと、毛の基となる毛母細胞までいっしょにはがれてしまうこともありうるのです。

同時に毛髪そのものもキューティクルがはげ落ち、一本一本が細く弱々しくなっているわけですから、最後には毛根までやられてしまい、あえなく抜け落ちてしまうことになります。毛根がやられてしまえばもう髪の毛が再生することはありません」

毛髪は、毛根（皮膚の下にある毛の部分）にある毛母細胞によって作られます。ここで毛の細胞の一つ一つが作られ、押し上げられるように先に伸びていくのです。

もし、この毛母細胞が化学物質の影響を受けて十分に働かなくなってしまったら、毛の細胞は十分に作られなくなり、毛は育たなくなってしまいます。その結果、全体的に髪の毛が薄くなることになるでしょう。

また、毛根自体がダメージを受けて、脱落してしまえば、もう毛は作られなくなってしまいます。そうなれば、毛髪は確実に少なくなっていきます。それが徐々に進めば、薄毛になってしまうでしょう。

石けんシャンプーがおススメ

合成界面活性剤は、浸透性が強く、毛穴から入り込んで毛母細胞に作用し、その働きを悪くすると考えられます。それが何年も続けば、毛母細胞は疲れ果てて、十分に毛髪を作らなくなるでしょう。また、毛根が機能しなくなってしまうことも考えられます。そうなれば、しだいに毛は少なくなり、地肌が見えるということになってしまうでしょう。

実際に私の知り合いの女性でも、市販のシャンプーを使っていて、毛が薄くなり、地肌が見えるようになってしまった人がいます。その人に石けんシャンプーを使うように勧めたところ、素直に従ったため、しばらくすると毛が濃くなって、地肌は見えなくなりました。

薄毛に悩んでいる方は、通常のシャンプーを使うのをやめて、石けんシャンプーに変えてみてはいかがでしょうか。

8章

水道水に含まれる化学毒物

まずかった市川の水

私は四〇年ほど前、千葉県市川市に住んだことがありましたが、そこの水道水はとてもまずいものでした。消毒薬のようなカルキ臭がして、薬品のような味が口に残るのです。とくに夏場はひどいものでした。

当時、市川市は江戸川の下流域から水を汲み上げ、旧式の浄水場でその水を水道水にしていました。一度その取水口を見に行ったことがあったのですが、川全体が薄黒く汚れていて、取水口の周りには赤茶けた油が浮いていました。上流にある工場からの排水、家庭排水、農・畜産排水、それから下水処理場からの排水が混じり合って、そんな状態になっていたのです。

そのため、浄水場では、水をろ過した後、大量の消毒用塩素を投入しなければならなかったのです。そうしないと、水道水中の雑菌が繁殖してしまうからです。そのため、私が住んでいた家の水道水は、残留塩素が多く、とてもまずかったのです。

しかも、まずいだけではありませんでした。危険性も高かったのです。なぜなら、水に含まれる有機物と塩素が反応し、発がん性のあるトリハロメタンに変化し、それが水道水に混じっていたからです。水源の水が汚れているほど、有機物が多く、そのため消毒用塩素を多く投入しなければなりません。その結果、トリハロメタンも多く発生してしまうのです。

これは、四〇年ほど前の市川市の状況ですが、今もそれほど変わらないように思います。相変わらず江戸川の水は汚れていて、それを水道水にするためには大量の塩素を投入しなければならないからです。

市川市だけなく、東京や千葉、大阪、愛知、福岡、広島など下流域に位置する都市では、状況は似たり寄ったりでしょう。下流になればなるほど川の水は汚れていて、それを利用している浄水場では、消毒用塩素をたくさん投入しなければならないからです。

水道水には塩素が必ず含まれる

日本の水道水には、必ず残留塩素が含まれています。水道法で、蛇口から出る水道水には、一定の残留塩素を含んでいることが義務付けられているからです。水道水中に雑菌が増殖して、食中毒などが起こらないようにするためです。

水道水は、浄水場で河川や湖沼、地下水などをろ過して、さらに消毒用塩素が投入されて、各家庭に送水されています。消毒用塩素には、液化塩素、次亜塩素酸ナトリウム、次亜塩素酸カルシウム（サラシ粉）があります。

これらは水道水中では、遊離残留塩素（次亜塩素酸や次亜塩素酸ナトリウム）と結合残留塩素（遊離残留塩素とアンモニアが結合してできる物質）となって、雑菌を破壊して、それらが増えるのを抑制するのです。水道法では、蛇口から出る水道水に、遊離残留塩素が〇・一mg／ℓ以上、結合残留塩素が〇・四mg／ℓ以上含むことが義務付けられています。

水道水中の残留塩素は、雑菌の増殖を防ぐためには必要なものなのですが、カルキ臭の原因となったり、有機物と結合して発がん性のあるトリハロメタンになるという問題を含んでいます。

ところで、私たちの家庭の水道水は、浄水場から水道管によって送られてくるものです。全国にはそれぞれの地域に浄水場があって、そこで河川・湖沼の水や地下水から水道水が作られていますが、水道水の基本的な作り方はだいたい同じです。では、東京都の東部の家庭に水道水を供給している金町浄水場を例に、どのように水道水が作られているのか見てみましょう。

水道水の作られ方

東京都葛飾区にある金町浄水場は、映画『男はつらいよ』で知られる柴又帝釈天のすぐ北に位置しています。江戸川から取水した水を原水とし、浄化して、葛飾区やその周辺地域に送水しています。日量一五〇万立方メートル。原水を水道水にする流れは次の通りです。

①　江戸川から取水
複数の取水塔より江戸川の水を取水しています。

②　高速凝集沈殿
取水した水に凝集剤を注入して、濁り物質を沈みやすいようにして、澄んだ上水を分離します。

③　高度浄水処理
オゾン接触池でオゾンによって有害物質を分解し、さらに活性炭吸着池において汚濁物質を除去します。

④　急速ろ過
砂層でろ過して、残留物質を取り除きます。

⑤　消毒
塩素によって水を消毒し、配水池に水を溜めた後、需要に応じてポンプで水道水として各家庭に送水します。

以上ですが、意外と簡単なものであることが分かると思います。基本は砂層によるろ過であり、そこで不純物質を取り除きます。そして、塩素で雑菌を消毒するというものです。なお、③の高度浄水処理は、金町浄水場など一部の浄水場で行なわれているものです。地方の浄水場ではふつうこの処理は行なわれていません。

江戸川は利根川から分岐した下流の河川で、住宅地からの排水が流れ込むため汚染がひどく、とくに夏場は微生物が繁殖して、以前は金町浄水場の水が供給されている地域の人から、「水道水がカビ臭い」という苦情がよく寄せられていました。そこで、カビ臭をなくそうということで、オゾンと活性炭による高度処理が導入されたのです。その後は「カビくさい」という苦情は減ったといいます。

水質基準と水質管理目標

浄水場で作られて各家庭に送水されている水道水は、安全性を確保するために、水道法に基づく水質基準を守ることが義務付けられています。一般細菌や大腸菌、カドミウムや水銀、鉛、ヒ素などの有害物質、トリハロメタン、トリクロロエチレン、ベンゼンなどの有害化学物質など、五一項目の基準が設定されており、それを守ることが義務付けられています。

この中で、陰イオン界面活性剤と非イオン界面活性剤という項目があるのですが、これらは家庭で使われる洗濯用洗剤や台所用洗剤の成分です。

全国にはまだ下水道が整備されていない地域がたくさんあって、そこでは家庭からの排水が直接河川や湖沼に流れ込むことになります。そのため、これら陰イオン界面活性剤や非イオン界面活性剤が、浄水場で作られた水道水にも含まれる可能性があります。そこで、基準値を設けて、それを超えないようにしているのです。

各地域の浄水場では、これらの水質基準が守られているのか、水道水を常にチェックしています。そして、もし守られていない場合は、改善策が取られることになります。

さらに、水質管理目標として、水道水中に検出される可能性があるなど、水質管理上留意すべき物質について、二六項目の目標値が設定されています。これは水質基準を補完するためのもので、人の健康に影響する恐れのあるもの、浄水工程で管理指標とするもの、おいしい水を目指すために設定されたもの、などがあります。

水質管理目標でとくに注目すべきは、「**農薬類**」です。水田や田畑に散布された農薬は、河川や湖沼に流入し、それを水源として浄水場で作られた水道水に混入する可能性があります。実際過去にそうしたケースがあったのです。

一九八三年九月、東京都水道局は、金町、朝霞、三園などの浄水場の浄水（水道水と同じ）から、農薬の**CNP**が検出されたと発表しました。CNPは、水田用除草剤で五〜八月にかけて使われることが多く、それが河川に流れ込み、浄水場で除去し切れずに、浄水にまで入り込んだのです。なお、検出値が最も高かったのは、朝霞浄水場の浄水で、〇・〇九三ppb（ppbは、一〇億分の一を表す濃度の単位。ppmの一〇〇〇分の一がppb）でした。

こうした過去の経緯もあって、**マラチオン**（**マラソン**）や**キャブタン**など一二〇の農薬について、水質管理目標が設定されているのです。

危険なトリハロメタン

各家庭に送られてくる水道水には、必ず残留塩素が含まれていますが、これは浄水場で消毒用塩素が使われているからです。その消毒用塩素が、ろ過などでも取り除けなかった有機物（原水に含まれていたもの）と化学反応を起こして、トリハロメタンという物質ができます。これには発がん性があるため、トリハロメタンを多く含む水道水を飲んでいると、がんになるリスクが高まると考えられます。

トリハロメタンとがんとの関係が分かったのは、一九七〇年代のアメリカにおいてでした。北米最長の川であるミシシッピ川の下流にニューオーリンズという町があります。この町の人たちは、ミシシッピ川から引いた水を水道水として飲んでいましたが、その当時、この町ではがんで亡くなる人が多いということが言われていました。

そこで、一九七四年にある研究者が、この町の人と地下水を水源とした水を飲んでいる別の町の人との一〇万人当たりのがん死亡者を調べました。その結果、ニューオーリンズでは、がん死亡者が三三人多く、がんで亡くなる人が多いことが分かりました。

ミシシッピ川の下流は、上流の町から出される生活排水やし尿でかなり汚れていました。その調査を行なった研究者は、その汚れ（有機物）と消毒用塩素が結びついて、トリハロメタンが発生し、それが原因でがんになる人が多いのではないか、と考えました。そこで、アメリカの環境保護局（ＥＰＡ）が、同市の水道水を調査したところ、トリハロメタンが検出されたのです。さらに全米八〇都市の水道水が調査され、多くからトリハロメタンが検出されたのでした。

下流域の水道水はトリハロメタンが多い

この情報が日本にも入ってきて、日本でも一般水道水の検査が行なわれました。その結果、ほとんどの水道水からトリハロメタンが検出されました。とくに東京や大阪など大都市の水道水からトリハロメタンが多く検出されたのでした。

トリハロメタンとは、**クロロホルム**、**ブロモホルム**、**ブロモジクロロメタン**、**ジブロモクロロメタン**という四つの化学物質の総称です。このうち、クロロホルムとブロモホルムについては、動物実験で発がん性が認められており、そのほかの二物質についても、発がん性の疑いが持たれています。

汚れた河川や湖沼を水源としている浄水場では、それを浄化し、消毒するために大量の消毒用塩素が投入されています。またそうした水源の場合、有機物が多く含まれています。したがって、トリハロメタンもできやすいのです。

私が住んでいる千葉県の場合、利根川下流、江戸川、印旛沼などを水源としていますが、いずれも水質汚染が進んでいます。そのため、各浄水場では消毒用塩素をたくさん投入しなければならず、そのためカルキ臭の強い水道水となり、さらにトリハロメタンを多く含まれることになります。この状況は千葉県だけではなく、東京都23区、大阪市、名古屋市、広島市、福岡市など、下流域に位置する都市でも同じことです。

日本の水道水中に含まれるトリハロメタンの量は、ｐｐｂレベルと微量ですが、それでも毎日水道水を飲むことで、トリハロメタンが体内に入ってきて、全身に回って体を汚染すれば、その影響が出てくる心配があります。とくに細胞の遺伝子に影響して、細胞をがん化させる懸念があるのです。

地下水でも汚染が起こっている

ところで、都市部では水道水が普及して、それが飲用や料理などに利用されていますが、農村部に行くと、まだまだ井戸水を利用している家庭があります。私は千葉県北部の小さな町に住んでいますが、我が家は住宅地と農村地帯の境目のような所にあり、すぐ隣の農村地帯にある家庭では、今でも井戸水を利用しています。

井戸水の場合、井戸を掘ってそれを利用している人が責任を持つことになっています。つまり、もし私の家で井戸を掘って、飲用や料理などに利用した場合、井戸水の安全性については、自分で責任を負わなければならないのです。水道水は、水道法に基づく水質基準を守ることが義務付けられていますが、井戸水にはそうした基準はありません。

では、何に基づいて井戸水の安全性は確保されているのかというと、「飲用井戸等衛生要領」（厚生省生活衛生局長通知）にある水質検査項目に基づいて、その安全性がチェックされているのです。

この要領では、一般細菌や大腸菌、有機物、pH度など一一項目が検査項目になっています。さらに、有機化学物質として、トリクロロエチレンやテトラクロロエチレンなどが、検査すべき項目としてあげられています。

仮に私が自宅の庭に掘った井戸から汲み上げた地下水が安全かどうか調べたい場合、その地下水を保健所、または水質検査会社に持って行って、これらの項目を検査してもらい、それによって、飲用に適しているか、適していないかが判断されるということなのです。

地下水を汚染するものの中で、とくに注意すべきは、トリクロロエチレンやテトラクロロエチレンなどの有機塩素系溶剤です。実際過去にこれらによる地下水汚染が問題となったことがあるのです。

一九八六年二月、環境庁（当時）は、各自治体が実施した地下水汚染調査をまとめ、全国一九都道府県の四八市区町村でトリクロロエチレンやテトラクロロエチレンなどによって、地下水汚染が進んでいることを発表しました。これらはドライクリーニング業、および金属、機械、半導体工場などで洗浄用に使われているもので、事業所から周辺に漏れ出し、地下に浸透して、地下水を汚染していたのです。ちなみにトリクロロエチレンとテトラクロロエチレンは、発がん性の疑いが持たれています。

その後、これらの有機塩素系溶剤に対する規制が行なわれたため、現在では地下水の汚染は減少しましたが、完全に無くなったわけではありません。そのため、検査すべき項目としてあげられているのです。

毒

9章 空気中に撒き散らされる化学毒物

全世界が化学毒物マヒ

道路を歩いていると、当然ながら様々な車が脇を通り抜けていきます。バイク、軽四輪、普通車、トラック、バスなどなど。その際、どの車も排気ガスを撒き散らしながら走っていきます（電気自動車は排気ガスを出しませんが、まだほとんど走っていません）。それを私は吸い込むことになります。もちろん私だけではありません。みなさんもです。

その臭いは、実に不快なものです。とくにバイクの排気ガスの量は多く、それを吸いこまされることで、実に腹立たしい気持ちになります。また、トラックやバスなどのディーゼル車の排気ガスは黒くモクモクとしており、ガソリン車以上に嫌な臭いがします。

これほど嫌な臭いのするものを、どうして日本のみならず、全世界の人々が何のためらいもなく空気中に撒き散らせるのか、不思議でなりません。まさに「化学毒物マヒ」に陥っているとしか言いようがないのです。

自動車は、人間の行動範囲を大幅に広げたという点で、産業革命以降最大の発明の一つといえますが、同時にそれは、有害化学物質を空気中に容赦なく撒き散らすという点で、最大の欠陥商品でもあるのです。

私たちは空気がなくては生きていくことができません。わずか五分間くらい空気を吸えない状態になると、窒息して死んでしまいます。それほど空気は重要なのです。その大切な空気を、どうしてこうも簡単に排気ガスによって汚染させてしまって平気なのか、不思議でなりません。

「薄まるから平気だよ」という人もいるかもしれませんが、薄まっても化学毒物がなくなるわけではありません。それは、大気中をぐるぐる回り続けているのです。

実際夏になると、光化学スモッグ注意報が全国各地で発令されます。私の町でも、夏になると毎日のように光化学スモッグ注意報が防災無線で流されます。そのため、外に出るのをひかえなくてはなりません。

私の住んでいる所がこのような状態なのですから、都市部はもっと排気ガスによる汚染がひどいことは間違いないでしょう。時々東京に仕事などで出かけますが、高層のビルから外を眺めると、薄っすらと暗い層に東京の街全体が覆われていることがわかります。排気ガスが薄い層となって、街全体を包んでいるのです。

排気ガスに含まれる化学毒物

従来の自動車は、ガソリン車とディーゼル車に大別されます。ガソリン車の燃料はガソリンで、ディーゼル車の燃料は軽油です。いずれも原油から作られています。それらの排気ガスは、いずれも有害です。

時々、排気ガスを自動車の室内に導き入れての自殺や心中事件が発生しています。また、一階の車庫に自動車を止めた際に、エンジンを切るのを忘れ、そのためその排気ガスが二階に流れて、その階に寝ていた人が死亡するという事件も過去に発生しています。つまり、自動車の排気ガスは明らかに毒物なのです。その排気ガスに含まれる主な化学毒物は、**一酸化炭素**、**炭化水素**、**窒素酸化物**、**粒子状物質**などです。

一酸化炭素・CO

ふつう炭素（C）が燃焼した時には二酸化炭素（CO^2）が発生しますが、酸素（O）が不足した場合、一酸化炭素が発生します。一酸化炭素は、人間や動物の血液中のヘモグロビンと結合し、酸素の運搬能力を失わせます。そのため、中毒症状を起こし、重症の場合は死にいたります。一酸化炭素は、無色・無味・無臭の猛毒の気体です。

ガソリンと軽油の八五％以上は炭素であるため、酸素が十分に送られないと一酸化炭素が発生してしまい、それが排気ガスとともに排出されることになります。

炭化水素・ＨＣ

ガソリンと軽油に含まれる主な元素は、炭素と水素（Ｈ）。それらが燃焼することによって、つまり、酸素と反応することによって、様々な炭素と水素の化合物、すなわち炭化水素が発生します。その主なものは、ベンゼン、トルエン、キシレンですが、これらはいずれも毒性が強いのです。

ベンゼンは、いわゆる「亀の甲」といわれる化学物質ですが　毒性が強いのです。人間が一定量吸い込むと、鼻やのどに刺激を感じ、頭痛、めまい、意識低下、疲労感などの症状が現れます。重症になると、けいれん、脈拍異常、錯乱状態などをへて死亡することもあります。また、皮膚への接触によって、発赤《はっせき》や水泡が発生します。

さらに、低濃度の蒸気でも、繰り返し吸い込んでいると、骨髄の造血機能が障害を受けて、貧血や激しい出血を起こします。さらにベンゼンは、人間に対して白血病を起こすことが確認されている化学物質なのです。それは、イタリアで靴を製造する職人に白血病が多いことから分かったものです。

靴の製造には、皮をくっつけるためにニカワが使われていましたが、それには溶剤としてベンゼンが使われていました。そのため、靴の製造現場では、ベンゼンの濃度が高く、そこで働く人たちが白血病を発症する危険度は、通常の人たちの二〇倍も高かったのです。

そのため、イタリアでは、一九六三年以降、ニカワやインクの溶剤としてベンゼンを使うことを法律で禁止しました。

日本では、ベンゼンについて大気中の環境基準が設定され、規制が行なわれています。環境基準値は、空気一立方メートルあたり三マイクログラムです。

次にトルエンですが、これはベンゼンにメチル基（CH_3）が付いたもので、ベンゼンと似たような化学物質といえます。ちなみに、別名はメチルベンゼンです。

毒性は、ベンゼンよりもむしろ強く、人間が一定量を吸い込むと、中枢神経が悪影響を受けて、頭痛、吐き気、疲労感、食欲不振、不整脈などを起こします。少量でも、繰り返し吸入すると、前の症状に加えて、めまい、不眠、記憶力減退、精神錯乱などを起こします。

トルエンは、接着剤やペンキなどの溶剤としても使われているため、住宅建材から揮発して、シックハウス症候群の原因となっています。そのため、日本では、室内空気中の指針値が、空気一立方メートルあたり〇・二六ミリグラムと定められています。

最後にキシレンですが、これは、ベンゼンにメチル基が二つ付いた化学構造をしています。別名を、ジメチルベンゼンといいます。皮膚や目、鼻、のどに対する刺激性が強く、吸い込むと、頭痛、疲労感、平衡感覚麻痺、精神錯乱などを起こし、重症の場合は意識を失って死にいたります。低い濃度の蒸気でも、人間が繰り返し吸入していると、めまい、手の震え、記憶力減退、胸痛、動悸などを起こします。

キシレンもトルエンと同様にシックハウス症候群の原因物質であり、指針値が定められています。その値は、空気一立方メートルあたり〇・八七ミリグラムです。

このほか、炭化水素は大気中で紫外線と反応して、光化学オキシダントを発生するという問題もあります。オキシダントは、人間の目やのどの粘膜を刺激して、呼吸器にも影響をおよぼします。

窒素酸化物・NO_x

窒素酸化物には、一酸化窒素や二酸化窒素があります。人間が吸入すると、鼻、のど、肺などが強く刺激され、咳や息切れなどを起こします。高濃度を吸い込んだ場合、頭痛、めまい、吐き気、疲労感などのほか、呼吸困難やけいれんを起こし、衰弱状態を経て死亡することもあります。また、比較的低濃度を吸い込んだ場合でも、気管支炎や肺気腫などを起こし、咳や呼吸困難がひどくなります。二酸化窒素の場合、年平均の大気中濃度が〇・〇二〜〇・〇三ｐｐｍのレベルで、小学生の喘息を増加させるというデータがあります。

このほか、窒素酸化物は、炭化水素と同じように紫外線との反応によって、光化学オキシダントを発生させます。日本では、大気汚染に関する二酸化窒素の環境基準として、一日平均値を〇・〇四～〇・〇六ｐｐｍに定めています。

また、窒素酸化物は、工場の排煙などに含まれている硫黄酸化物（ＳＯ$_X$）とともに酸性雨の原因にもなっています。酸性雨によって、樹木などの植物が枯れるという影響が見られます。

粒子状物質

粒子状物質（ＰＭ）は、とくにディーゼル車の排気ガスに多く含まれています。吸入すると、気管支や肺に付着して、呼吸器疾患の原因になります。ＰＭのなかでも直径が一〇マイクロメートル以下のものは空気中に浮遊するため、浮遊粒子状物質（ＳＰＭ）といわれています。
ＳＰＭは、呼吸器や肺に入り込んで、喘息などの呼吸器疾患や肺がんの原因になることが指摘されています。そのため、環境基準が定められています。その値は、一時間値の一日平均値が一立方メートル当たり〇・一〇㎎以下、一時間値が同じく〇・二〇㎎以下というものです
ＳＰＭのなかでもとくに粒子が小さいもの、すなわち直径が二・五マイクロメートル以下のものをＰＭ二・五といいます。ＰＭ二・五はその小ささゆえに、鼻毛や気管支を通り抜けて肺の奥深くまで達するため、肺や循環器へ影響をおよぼすことが分かっています。
ちなみに、中国では、ＰＭ二・五による大気汚染が深刻になっています。自動車の数が増え、さらに家庭の暖房の燃料に石炭製品を使っていることなどが原因で、ＰＭ二・五による汚染が深刻になっているのはご承知の通りです。そして、ＰＭ二・五は日本にも流れてきているのです。

10章

空気汚染物質が引き起こす障害

喜びの春が辛い春に

私たちが生命を維持するうえでもっとも大切な空気。それを我々人間は、自動車を乗り回すことによって平気で汚染しています。そして、そのしっぺ返しはいろんな形で発生しています。その一つが、花粉症です。

寒い冬がやっと終わって、暖かな春を迎えようという季節が、花粉症の人にとっては一年でもっとも憂鬱な時期となります。鼻水やくしゃみ、鼻のかゆみ、あるいは目のかゆみ、涙目などの症状で、苦しい思いをしなければなりません。つまり、喜びの春が、辛い春になってしまっているのですから何とも皮肉です。

今や国民病と言われるようになった花粉症。日本人の五人に一人、あるいは三人に一人が花粉症などといわれていますが、はっきりした割合はなかなか分からないようです。そんななかで、日本アレルギー協会の奥田稔会長らが行なった調査は、もっとも信頼がもたれています。

それは、住民台帳をもとに一万人を対象に行なわれたもので、回収率も五六％と高いものでした。その調査によると、花粉症の人の割合は、全国平均で一五・六％でした。地域別では、東海が二八・七％、南関東が二三・六％、北関東が二一・〇％と高く、逆に九州が一二・八％、東北が一三・七％と低くなっていました。

これらで分かることは、まず人口の多い南関東が多いことです。そして、日本の大動脈となっている東海道新幹線や東名高速などがある東海も多いということです。これに対して、九州や東北など、日本の中心から遠い地域では、花粉症の割合は少なくなっています。

本来ならスギの多い東北や九州などでもっと割合が高くてもいいはずなのですが、そうなってはいません。なぜなのでしょうか？

戦後のスギの植林によって、スギが増えて花粉の飛散が多くなったため、花粉症になる人が増えたと一般にいわれていますが、スギは大昔から日本で生えていたのです。したがって、今よりも数が少ないとしても、花粉症の人が昔からいてもいいはずです。ところが、日本で花粉症が初めて発見されたのは、一九六四年のことです。

また、当然ながらスギは農山村地域に多く生えています。私が住んでいる千葉県もスギがいたるところに生えていますが、多いのは房総や北総などの農山村部です。ところが、花粉症で苦しんでいる人は、都心や都市部に多いのです。

なお、花粉症を起こすものとしてはスギ花粉が一番にあげられていますが、ほかにヒノキ、シラカバなども花粉症を起こすとされています。ヒノキは、スギの花粉が飛び散った後に、飛散するようになります。シラカバは、スギが生えていない北海道では、花粉症を起こす一番の花粉といわれています。

これらは、春の花粉症の原因とされるものですが、秋にも花粉症に悩まされている人がいます。それは、秋の花粉症といわれ、原因は、イネ科のカモガヤ、雑草のヨモギ、ブタクサ、さらにキクなどとされています。

花粉症の真犯人は自動車排気ガス

日本で初めて花粉症の人が確認されたのは、スギ並木で知られる栃木県日光市とされています。この花粉症発見の地である日光市において、住民を対象に行なわれたひじょうに興味深い疫学調査があります。それは、古河日光総合病院の小泉一弘院長（当時）が、一九八五年に実施したものです。

小泉院長らは、当時の日光市と隣の今市市（現在は日光市）の住民から任意に三一三三人を選び出し、それらの人たちを次の三つのグループに分類しました。

一　自動車交通量が多く渋滞の激しい「杉並木地区」
二　杉は多いが交通量は少ない「杉森地区」
三　その他の「一般地区」

そして、これらの人々に三月中旬から四月にかけて、クシャミや鼻水、鼻づまりなどの鼻症状、充血や涙、かゆみなどの目症状が現れるか、アンケート調査を行なったのです。つまり、花粉症の症状と住んでいる地域の交通量との関係を調べたのです。

その結果は、意外なものでした。花粉が花粉症の原因であれば、当然「杉森地区」での発症が一番多いはずですが、そうではなかったのです。花粉症の発生がもっとも多かったのは、今市市の「杉並木地区」で一四％でした。次に多かったのは、日光市の「杉並木地区」で一二％。そして、スギの多い「杉森地区」は、予想に反して七〜一〇％と少なかったのです。とくにスギが極めて多く、交通量のほとんどない日光市小来川地区では、発生率は五・一％と、ひじょうに少なかったのです。その他の「一般地区」が七〜一〇％で、全体の平均は一〇％でした。

この疫学調査からわかることは、花粉症はスギの花粉が本当の原因ではないということです。もし、花粉が本当の原因なら、スギの多い「杉森地区」が発生がもっとも多いはずです。ところが、実際には「一般地区」や「杉並木地区」よりも少なかったのです。しかも、スギが極めて多い小来川地区では、「杉並木地区」の約三分の一とひじょうに少なかったのです。

逆にスギが少なく交通量の多い「杉並木地区」では、発生の割合が、平均を上回っています。

もし杉の花粉が本当の原因なら、「杉森地区」での発生が多く、「杉並木地区」では発生が少なくなっているはずです。しかし、結果はまったく逆なのです。

これらの結果から、花粉症の本当の原因はスギの花粉ではなく、発生には自動車の排気ガスが大きく関わっていることがわかります。

排ガス犯人説を裏付ける動物実験

実はこの疫学調査を裏付けるような動物実験データがあるのです。東京大学物療内科の村中正治助教授（当時）らの研究グループが、マウス（ハツカネズミ）を使って行なった実験結果です。

同教授らは次のような実験を行ないました。まず、杉花粉のアレルゲンをマウスに注射して、それに対するIgE抗体がどの程度できるのかを調べました。花粉症は、花粉アレルゲンに対して、免疫システムが反応し、B細胞がアレルゲンに対するIgE抗体を作り、それが肥満細胞に付着して、次に花粉アレルゲンが体内に入ってきた時にIgE抗体と反応し、ヒスタミンやロイコトリエンが放出されて発生します（八五頁図2参照）。したがって、もしIgE抗体ができなければ、花粉症は発生しないことになります。

実験では、マウスにスギ花粉のアレルゲン一μgを四週ごとに一回、全部で一六週間注射しました。しかし、IgE抗体はできなかったのです。スギ花粉のアレルゲンを一〇μgに増やして同じ実験が行なわれましたが、結果は同じでIgE抗体はできませんでした。

マウスにスギ花粉アレルゲンを単独またはディーゼル排出微粒子（DEP）と共に繰り返し注射（矢印）した時の抗スギ花粉アレルゲンIgE抗体の産出状況

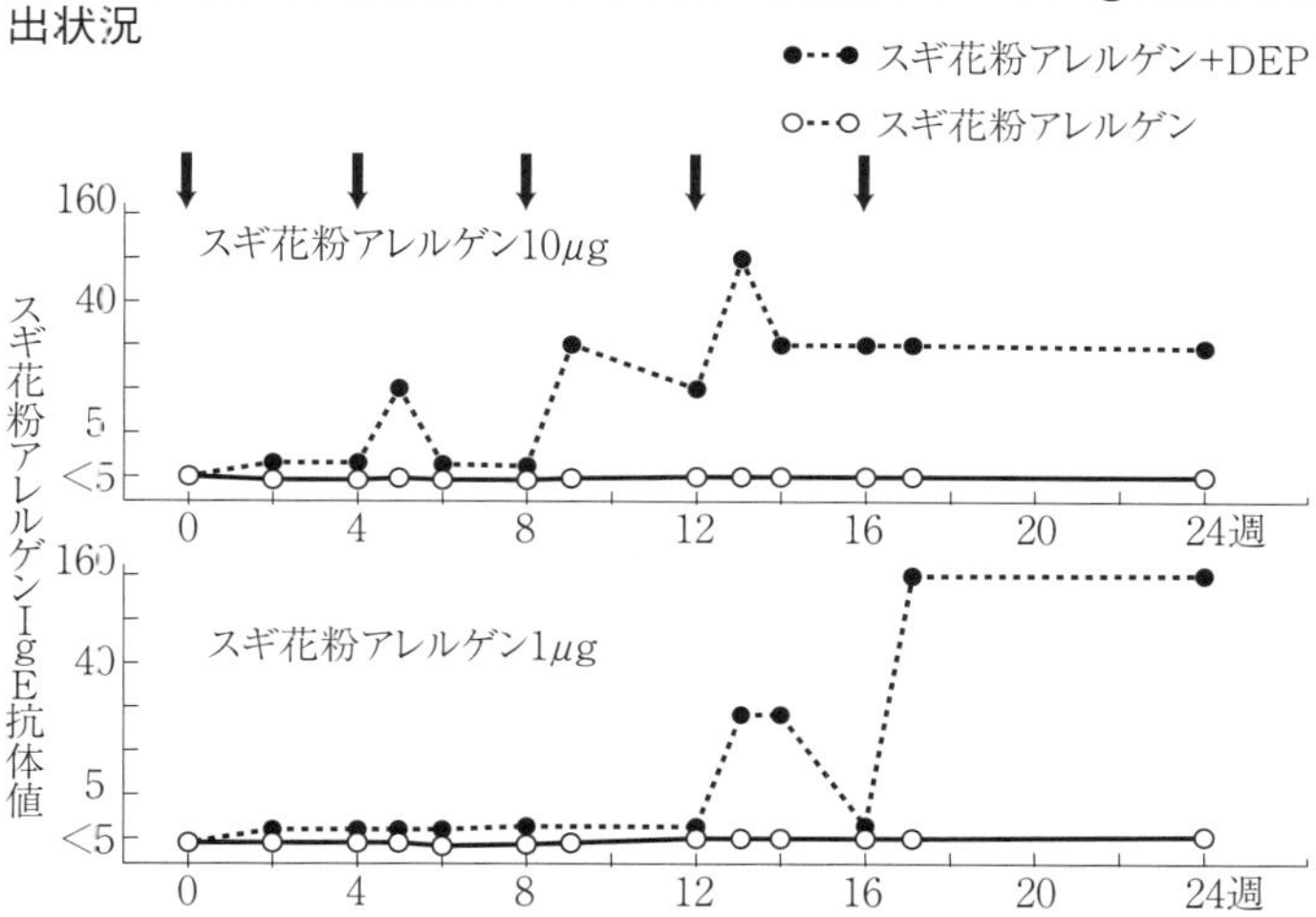

出典）村中正治他「花粉アレルギーの増加と大気汚染」『日本医事新報』1985年4月6日号

次に、スギ花粉アレルゲンとともに、ディーゼル車排気ガス中の微粒子（DEP）をマウスに注射するという実験を行ないました。その結果、アレルゲン一〇μgとDEPをともに注射した場合、注射して二週間後からIgE抗体が見つかるようになり、その後四週間ごとの注射で、明らかにIgE抗体が増えていったのです（上図）。

また、スギ花粉アレルゲンを一μgに減らして、同様にディーゼル微粒子とともに注射した実験でも、二週間後からIgE抗体が見つかり、一二週間後からは明らかにIgE抗体が増えたのです。なお、この実験データは、『日本医事新報』一九八五年四月六日号に掲載されたものです。

つまり、この実験では、スギ花粉アレルゲンだけではIgE抗体はできず、したがって花粉症は発生しないが、そこにディーゼル微粒子が加わることによってIgE抗体ができるようになり、花粉症になることが分かったのです。

前の日光市の疫学調査とこの動物実験の結果から、どんなことがいえるでしょうか？　その答えは明らかだと思います。スギ花粉は花粉症の真の原因ではないということです。もし、真の原因なら、スギの多い「杉森地区」のほうが、スギの少ない「杉並木地区」よりも花粉症の人が多いはずです。しかし、結果はそうではありませんでした。スギが少なく排気ガスが多い地区のほうが、花粉症の人が多い結果になっているのです。

さらに、ハツカネズミの実験でも、スギ花粉アレルゲンを注射しただけではIgE抗体ができず、ディーゼル微粒子を一緒に注射して、初めてIgE抗体ができたのです。つまり、スギ花粉だけでは、花粉症は起こらないのです。そこにディーゼル車の排気ガスが加わることで、花粉症が起こるのです。結局、真の原因は自動車の排気ガスということなのです。

これで、花粉症の二つの謎が解けたことになります。つまり、杉は大昔から分布していたのに、なぜ一九六四年に初めて花粉症が確認され、その後急激に増えていったのか？　それは、自動車の普及、とくにディーゼル車の普及とともに、花粉症の発症者が増えていったということなのです。また、農村部よりも都市部で発症者が多いのは、都市部のほうが圧倒的に車が多く、排気ガスによって空気が汚染されているからなのです。

排気ガスの作用メカニズム

　では、なぜディーゼル微粒子が加わるとスギに対するIgE抗体が作られるようになるのでしょうか？　これについてはいくつかの考え方があります。

　まず一つは、ディーゼル微粒子などの化学物質がアジュバントとして作用するのではないか、ということです。アジュバントとは、ラテン語の「助ける」という意味で、アレルゲンとされるものと一緒に投与すると、IgE抗体ができるのをうながすもののことです。つまり、免疫を刺激して活性化し、反応しなくてもいいものにまで反応させてしまう、すなわち過剰反応を起こさせるものです。

　その結果、本来排除する必要のない無害な花粉まで排除すべき異物と免疫が認識してしまい、T細胞やB細胞が働いて、IgE抗体が作られ、鼻や目に作用するというわけです。これは、ある意味では免疫が誤作動を起こしているということです

　前の動物実験から、ディーゼル微粒子がアジュバントとして作用することは、ほぼ間違いないと考えられます。スギ花粉アレルゲンを注射しただけではIgE抗体ができないのに、それを一緒に注射すると、IgE抗体ができるからです。

　ちなみに、前に排気ガスに含まれる浮粒子状物質（PM）について説明しましたが、ディーゼ

ル車から出るＰＭがディーゼル微粒子です。

次にディーゼル微粒子がハプテンとして作用していることも考えられます。ハプテンとは、たんぱく質に比べて小さな化学物質で、それ自身ではアレルゲンとならないが、たんぱく質と結合することでアレルゲンになるものです。

スギ花粉とディーゼル微粒子が一緒に体内に侵入したとします。スギ花粉は体にとって害のあるものではありませんから、ふつうなら免疫は反応せず、ＩｇＥ抗体は作られず、当然ながら何の症状も現れないことになります。実際にこのような人はひじょうに多いわけです。春になっても花粉症にならない人のほうが多いのですから。

ところが、ディーゼル微粒子が一緒に入ってきて、花粉のたんぱく質と結合することで、それらは有害な粒子になります。ディーゼル微粒子が有害だからです。すると、免疫は「これは一大事。すぐに排除しなければ」と、それらに反応してＩｇＥ抗体を作り始め、その結果として様々な症状が現れるのではないかということです。

その場合、アレルギーの検査を行なうと、スギ花粉に反応して陽性となるので、スギ花粉が原因の花粉症と診断されてしまうと考えられるのです。

喘息も排気ガスが原因

さて、人間が化学毒物である自動車の排気ガスを空気中にまき散らしていることによって、そのしっぺ返しを受けている例は、花粉症のほかにもあります。それは、喘息です。「環七喘息」という言葉を聞いたことがあると思います。環七（環状七号線）とは、都心をグルッと囲むように走っている幹線道路で、とても交通量が多いことで知られています。この道路と甲州街道の交差点周辺の子供たちに喘息が多いことが、一九六五年頃から知られるようになりました。これが環七喘息と呼ばれているものです。

同じく環状八号線の周辺でも喘息になる子供が多く、こちらは環八喘息と呼ばれています。いずれも自動車の排気ガスが原因であることは明らかです。それに含まれる化学毒物が気管や気管支に付着し、それに対して免疫が反応し、体の外に排除しようとします。その結果、咳などが続けて出て、喘息と診断されるのでしょう。

全国には環七や環八と同じように交通量が多く、その周辺で喘息になる人が多い地域がたくさんありますが、千葉県木更津市から北上して埼玉県に通じる国道一六号線もそんな道路の一つです。

京葉工業地帯からのトラックが一日中、真夜中でもひっきりなしに走っています。そのため、周辺の排気ガス汚染がひどく、千葉県八千代市にある一六号線沿いのある地域は、地形が窪地となっていることもあって、喘息の児童が多いといわれています。実は私も国道一六号線沿いに住んで、喘息になったことがあるのです。

私も排気ガスで喘息を発症

私が生まれて初めて喘息になったのは、一九九四年の秋、ちょうど四〇歳の時でした。その頃、私は千葉県・八千代市に住んでいました。その市には住宅都市整備公団（当時）の団地があって、私は何回か応募して、何とか当選し、そこに住むことになりました。

ただし、公団が指定してきた棟は、トラックのひじょうに多い国道一六号線のすぐそばに建っていました。その国道は、京葉工業地帯のある木更津市から千葉市や八千代市を通って、そこから北上して埼玉県を通り、都心を迂回して横浜市の方まで走っている幹線道路です。常磐高速道、東北自動車道、関越自動車道、東名高速などと交わっており、京葉工業地帯からのトラックがこの国道を通って、それらの高速に流れていきます。したがって、トラックの交通量が極めて多く、朝、昼、夜、深夜、明け方とひっきりなしにトラックが走っています。あまりにもトラックが多いため、道路にタイヤによるへこんだ跡がついているくらいです。

当然、騒音と排気ガスが気になって、私は入居することをためらったのですが、やっと当選したことだし、また団地の周辺は田園が広がっていて気持ちがよく、そして何より家賃が安いということがあったので、とりあえず入居することにしました。

しかし、心配していた通り、トラックの排気ガスが建物の周辺を常に漂っているような状態で、家の中にいてもどうも息苦しいような感じを受けていました。そして、そこに住んでから三カ月ほどして、私は風邪をひいてしまいました。ふつうなら風邪をひいても三～四日で治るのですが、一週間たってもいっこうに治りませんでした。そして、夜中に咳き込むようになってしまったのです。

その咳は一度出始めると、なかなか止まらず何回もくり返しました。止まっても、しばらくするとまた咳き込み始めるのです。それを夜中に何回もくり返すのです。そんな状態が何日も続きました。そうなんです。私は喘息になってしまったのです。

ディーゼル排ガスは肺がんを起こす

喘息になったことがある人は分かると思いますが、咳が続くととても辛い状態になります。たいてい夜中に咳がでるために、熟睡することができません。また全身を緊張させながら咳をするので、エネルギーをとても使うのです。そのため体がとても疲れます。

すると次の日、熟睡できないため体全体がだるくなって、頭がボーっとしてしまって、仕事をすることができなくなります。それを毎日くり返していると、何もかもが嫌になって、絶望的な気持ちになってきます。いわゆるうつ状態です。

この辛い経験ののち、私はある事に気づきました。それは毎晩起こる喘息は、実は体が自己を守っている結果として起こっている、あるいは、「まずい状態にあるので、改善しろ」と警告を発しているということです。つまり、それは、こういうことなのです。

トラックの黒いモクモクとした排気ガスには発がん性があるのです。トラックはディーゼルエンジンを使っていますが、排気ガス中の微粒子にはニトロピレンやベンツピレンといった化学物質が含まれています。これらには、強い発がん性があるのです。このことは、ずいぶん昔から動物実験で証明されていたのです。

結核予防会・結核研究所の研究グループでは、ディーゼルエンジンの排気ガスを清浄な空気で一〇倍に薄めて、ネズミに吸わせる実験を行ないました。その結果、黒いディーゼル微粒子が肺に多量に蓄積して、その細胞や働きに異常が認められました。

そして、二年間すわせ続けたネズミの場合、四二%という高い割合で肺腫瘍が発生し、二六%は肺がんになったのです。ちなみに、この実験結果は、一九八六年に発行された医学専門誌に載っています。

ネズミが排気ガスを吸い続けることによって、ディーゼル微粒子が肺に蓄積し、それに含まれるニトロピレンやベンツピレンが細胞の遺伝子を突然変異させ、細胞ががん化したと考えられます。

さらに、環境庁（当時）のリスク評価委員会でも、ディーゼル微粒子が人間に対して発がん性があることを認めています。世界各国の約四〇の研究報告を調べて、微粒子を吸い込みやすい職業とそうでない職業を比較したところ、前者が肺がんになる危険度が一・二～一・六倍高まることが分かったのです。具体的には、ディーゼル機関車を運転する鉄道労働者など、汚染度の高い職業のひとほど危険度が高かったのです。

つまり、ディーゼル車の排気ガスを吸い続けるということは、肺がんになりやすくなるということなのです。これは生命を危険にさらすということです。

喘息は体を守る反応

私は、トラックが一日中ひっきりなしに走っている国道一六号線のすぐ近くに住み、ディーゼル微粒子が充満するような所で生活していました。つまり、前の実験のネズミと同じような状況下にあったわけです。その結果、ネズミと同様にディーゼル微粒子が、私の肺や気管支に徐々に蓄積されていったと考えられます。

それは、体にとっては忌々《ゆゆ》しきことです。そのままの状態が続いて、ネズミと同じように肺に微粒子が蓄積し続ければ、肺の細胞や機能に異常が現れることになったでしょう。そして、さらに吸いつづければ、肺がんになっていた可能性があります。

肺がんになっては命が危うくなりますから、体はなんとかしてそれを防ごうとします。どうすればよいのか？　答えは簡単です。ディーゼル微粒子を体から排除すればよいのです。そこで、免疫が活躍することになったと考えられます。

つまり、ディーゼル微粒子を「異物」ととらえて、Ｔ細胞とＢ細胞が働いてそれに対するＩｇＥ抗体が作られ、それがマスト細胞に付着します。そして、微粒子が口や鼻から入ってきて、気管支や肺の粘膜に付着した時に、ＩｇＥ抗体が反応し、マスト細胞からヒスタミンやロイコトリエンを放出させるのです。

すると、それらの作用によって、気管支の筋肉が収縮して、激しい咳がでます。咳をするということは、気管支や肺から空気を外に送り出すことです。当然ながら、それとともに気管支などに付着した微粒子が外に排出されることになります。こうして、私の体は自己を必死に守ろうとしたのだと思います。

喘息が始まってから約三カ月後、「このままではダメだ」と思った私は思い切って、国道一六号線から離れた空気のきれいな所に引っ越しました。すると、まもなく喘息はピタリと止まったのです。それは実に見事な治り方でした。漢方薬を飲んでも全く効果がなかったのが、引っ越したらすぐに完治したのです。

もうディーゼル微粒子が入ってこなくなったわけですから、体はそれを排除する必要がなくなったのです。つまり、免疫システムが反応する必要がなくなって、喘息もおさまったのです。

喘息などのアレルギーは病気ではなく、体にとって害になるものを排除するために発生する

――私はこの経験によって、このことを確信したのでした。

自動車メーカーも認める

実は自動車の排気ガスが喘息の原因であることは、自動車メーカーも認めているのです。

一九九六年に東京都に住む喘息の人たちが、大規模な訴訟を起こしました。これは、東京大気汚染訴訟といわれています。

喘息などの慢性呼吸器疾患に苦しむ患者六三三人が、「疾患は自動車の排気ガスが原因だ」として、国、都、首都高速道路公団（当事）、そしてディーゼル自動車メーカー七社を東京地裁に訴えたものです。

それまでにも似たような訴訟は各地で起こされていましたが、いずれも国や自治体などの公共機関を被告にしたものでした。ところが、この裁判では初めて自動車メーカーを被告としたため、大きな注目を集めたのです。

裁判は一〇年以上に渡る審理の末に、二〇〇七年八月、原告側と被告側との間に和解が成立しました。

和解条件として、自動車メーカー側が解決一時金として総額一二億円を支払い、国、都、首都高は公害対策を実施、都は、幹線道路への植樹帯設置や大気観測体制の整備、自動車交通総量の削減、低公害車の普及促進を図ることが盛り込まれたのです。

和解に応じたということは、自動車メーカー側も呼吸器疾患の原因が排気ガスであるということを認めたということでしょう。

ちなみに、トヨタ自動車は世界に先駆けて排気ガスが少なく、燃費のいいハイブリッド車を発売しましたが、その背景にはこうした裁判が影響していることは間違いないでしょう。最近になって、ほかのメーカーもハイブリッド車や電気自動車の開発を積極的に進めていますが、同じことがいえるでしょう。

肺がんと排気ガスの関係

自動車の排気ガスは、さらに深刻な病気を引き起こしています。それは、肺がんです。国立がん研究センターによると、男性では肺がんが全体のがんの一八%と胃がんと並んで一番多く、女性では全体の一〇%で第四位になっています（二〇一四年）。肺がんは治療が困難ながんのため、がん死に占める割合は男性で二五%と一番多く、女性では一四%と第二位になっています（同）。

肺がんの一番の原因は喫煙とされていますが、さらに排気ガスを吸い込むことによって、肺がんの発生が増加していると考えられます。

自動車の排気ガス中には、一酸化炭素や炭化水素など多くの化学毒物が含まれています。自動車を運転するということは、これらの化学毒物を空気中に撒き散らすということなのです。そして、私たちは毎日それらの化学毒物を多かれ少なかれ吸っているということなのです。とくに交通量の多い道路の周辺に住んでいる人は、それを吸い込む量も多くなるわけです。

これは体にとって、好ましいことではありません。好ましくないどころか、いろんな病気が発生すると考えられます。化学毒物が鼻の粘膜に付着すれば、そこが炎症を起こして鼻炎になることがあるでしょうし、気管支に付着すれば、気管支炎になることがあるでしょう。また、鼻粘膜やのどの粘膜が荒れれば、ウイルスや細菌の侵入を受けやすくなって、風邪をひきやすくなるでしょう。

また、最悪の場合、肺がんになることも考えられます。前に書いたようにディーゼル車の排気ガス中には、ニトロピレンやベンツピレンなどの発がん性物質が含まれています。したがって、それが毎日口や鼻から入ってくれれば、肺の細胞ががん化する可能性があります。

実は自動車の排気ガスが肺がんや呼吸器の病気の原因となっていることは、だいぶ以前から分かっていたことなのです。東京都では、一九八六年五月に『複合大気汚染に係る健康影響調査』を発表しました。これは、排気ガスと住民の健康との関連を調査したもので、そのなかで、女性の気管支や肺のがんと窒素酸化物との相関関係が高いという結果を発表しているのです。

窒素酸化物の濃度が高いということは、それだけ排気ガスの排出量が多いということであり、ニトロピレンやベンツピレンなどの発がん性物質の量も多いと考えられます。それらの複合的な影響によって、喫煙率の低い女性でも肺がんが多く発生していると考えられるのです。女性は男性に比べて家にいることが多いので、周辺の道路を走る自動車の排気ガスの影響を受けやすいと考えられます。

また、この調査では、排気ガスがさまざまな病気の原因となっていることが示唆されました。大気汚染のひどい地域に住んでいる小学生ほど、成長にともなう肺活量などの肺機能の発達が低いことが分かりました。また、幹線道路から五〇メートル以内の乳幼児は、呼吸器疾患の有病率が高く、症状も重い傾向がありました。

このほか、都内の小学校五校を対象とした健康調査では、喘息の有病率が中心から外れた市部の男女の平均が三・六四％であったのに対して、中心の区部は平均が五・七六％と明らかに高かったのです。

つまり、幹線道路に近い地域に住んでいる人は、呼吸器の病気や肺がんになる可能性が高いということです。また、喘息の子供も多いということなのです。いずれも排気ガス中の化学毒物が原因していると考えられるのです。

化学毒物の排出を減らす

これまで見てきたように、花粉症や喘息の根本原因として、排気ガス中の化学毒物があることが分かります。化学毒物は、日々すべての人の鼻や口から入ってきて、肺から血液中に入っていきます。また、一部は気管や気管支、肺に付着します。とくに、トラックやバスが多い幹線道路の近辺に住んでいる人は、そういう傾向が強いことになります。

その結果として、喘息を起こす人が増えてしまうことになります。また、花粉症になる人も増えて、毎年春になると、花粉症対策に追われる人がとても多いという今の状況を作り出していると考えられます。

したがって、これらのアレルギーを減らしていくためには、花粉やダニを減らすのではなく、排気ガス中の化学毒物を減らすことが最も重要なのです。減らすというよりも、出さなくすることが必要なのです。

さらに、結核予防会・結核研究所の実験や環境庁の調査、東京都の調査から、自動車の排気ガス、とくにディーゼル車の排気ガスが、肺がんの原因となっていることが分かります。したがって、肺がんの発生を減らすためにも、排気ガス対策が必要なのです。

毒

終章

化学毒物の悪影響はこうして減らす

危険な添加物を避けよう

現在市販されている加工食品のほとんどに添加物が使われています。したがって、私たちは日々添加物を摂取せざるをえないのですが、数ある添加物のなかで、発がん性や催奇形性などがある危険性の高い添加物は一部です。したがって、それらの添加物を避けることによって、添加物の害はかなり減らせるのです。

添加物には、指定添加物と既存添加物があります。指定添加物は、厚生労働大臣が「使用してよい」と定めたものです。化学的合成品がほとんどですが、天然物も少しだけ含まれます。既存添加物は、過去に国内で広く使用されていて、長い食経験のあるもので、例外的に使用が認められているもので、既存添加物名簿に収載されたものです。これらは、すべて天然物から得られたものです。二〇一八年一月現在で、指定添加物は四五四品目、既存添加物は三六五品目あります。これら以外の品目を添加物として使用することは禁止されています。

なお、指定添加物と既存添加物のほかに、一般飲食物添加物と天然香料というものがあります。一般飲食物添加物とは、一般に食品として利用されているものを添加物の目的で使用するというもので、約一〇〇品目がリストアップされています。

また、天然香料は、自然界の植物や昆虫などから抽出された香り成分で、なんと約六〇〇品目がリストアップ。ただし、これらはリストアップされていないものでも使用することができます。その点が、前の指定添加物と既存添加物との大きな違いです。

危険性の高い添加物一覧

これら数多くの添加物のうち、危険性の高い添加物は一部です。それらを避けることによって、添加物の害をかなり減らすことができると考えられます。では、危険性が高い添加物を挙げていくことにしましょう。

●発がん性が認められた添加物

【赤色二号（着色料）】

業務用のかき氷シロップなどに使われています。アメリカで行なわれた動物実験で、発がん性の疑いが強まり、同国では使用が禁止されました。

【OPPおよびOPP―Na（防カビ剤）】

輸入のレモン、オレンジ、グレープフルーツなどのカビの発生を防ぐために使われています。どちらもラットを使った実験で、発がん性が認められています。

【過酸化水素（漂白剤）】

カズノコの漂白に使われています。「最終食品の完成前に分解または除去すること」という使用条件がありますが、完全に除去するのは難しいようです。マウスを使った実験で、十二指腸にがんの発生が認められています。

【臭素酸カリウム（小麦粉改良剤）】

ラットを使った実験で、腎臓の細胞に腫瘍が発生し、また腹膜中皮腫というがんが発生しました。山崎製パンの食パンの［芳醇］［超芳醇］［超芳醇　特選］、さらに［ランチパック］などに使われていましたが、現在は使われていません。

【BHA（酸化防止剤）】

ラットを使った実験で、前胃にがんが発生しました。にぼしなどに使われています。

●催奇形性が認められた添加物

【TBZ（防カビ剤）】

ＯＰＰと同様に輸入のレモン、オレンジ、グレープフルーツなどのかんきつ類に使われています。妊娠したマウスを使った実験で、催奇形性が認められています。

●発がん性の疑いのある添加物

【亜硝酸Na（発色剤）】

ウインナーソーセージやハム、ベーコン、たらこ、明太子などに発色剤として使われています。ただし、亜硝酸Naそのものではなく、それが変化したニトロソアミン類に強い発がん性が認められています。

【タール色素〔赤色三号、赤色四〇号、赤色一〇二号、赤色一〇四号、赤色一〇五号、赤色一〇六号、黄色四号、黄色五号、青色一号、青色二号、緑色三号〕（着色料）】

その化学構造や動物実験の結果などから、いずれも発がん性の疑いが持たれています。

【アスパルテーム（甘味料）】

ラットを使った実験で、白血病やリンパ腫を起こすことが示唆されています。また、人間では、脳腫瘍の発生との関係が指摘されています。

【カラメルⅢおよびカラメルⅣ（着色料）】

カラメルⅢとカラメルⅣには、動物実験で発がん性の認められた四‐メチルイミダゾールが含まれています。

【サッカリンおよびサッカリンナトリウム（甘味料）】

酢だこやガリ（生姜漬け）などに使われています。動物実験で発がん性の疑いが持たれています。

●体内で異物となって、障害をもたらす可能性のある添加物

【スクラロース（甘味料）】

有機塩素化合物の一種であり、妊娠したウサギを使った実験で、死亡例や流産が一部で見られました。また、ラットを使った実験では、免疫力を低下させる可能性が示されています。

【アセスルファムK（甘味料）】

イヌを使った実験で、肝臓に対するダメージと免疫力を低下させることが示唆されています。

●毒性が強く、障害をもたらす可能性のある添加物

【安息香酸Na（保存料）】

急性毒性が強く、またビタミンCと化学反応を起こして、人間に白血病を起こすベンゼンに変化することがあります。

【亜硫酸塩〔亜硫酸Na、次亜硫酸Na、ピロ亜硫酸Na、ピロ亜硫酸K、二酸化硫黄〕（酸化防止剤）】

亜硫酸Naは、四gの経口摂取で人間に中毒症状を起こします。亜硫酸塩は、いずれも胃の粘膜を刺激し、ビタミンB1の欠乏を引き起こして成長を悪くする可能性があります。ワインに使われていることが多く、人によっては、頭痛を起こします。

以上です。これらを避けることで、添加物の悪影響はかなり減らせると考えられます。そのためには添加物の見方が分からなければなりません。では、次に添加物の表示について解説しましょう。

添加物の表示の見方

現在、食品の原材料名表示は、原則としてまず食品原料を使用量の多い順に書いて、そのあとに添加物を、やはり使用量の多い順に書くことになっています。ですから、最初に書かれた添加物を見つければ、あとはすべて添加物なので、食品原料と添加物を簡単に見分けることができるのです。図4のロースハムの場合、「豚ロース肉」から「かつおだし」までが食品原料です。そして「リン酸塩（Na）」（結着剤、乳化剤として使用）から「香辛料」までが添加物となります。

加工食品の場合、添加物の中では、量的に加工でん粉（加工デンプン）が一番使われるケースが多いため、最初に書かれることが多くなっています。また、調味料（アミノ酸等）や乳化剤、リン酸塩なども使用量が多いため、最初に書かれることが少なくありません。ですから、それらを見つけたらそれ以降が添加物という見方ができます。
また、これとは別に、〇〇剤、〇〇料など聞きなれない言葉が出てきたら、そこからが添加物という見方もできます、
なお、二〇一五年四月から食品表示法が施行され、添加物とそれ以外の原材料が分けて表示されることになりました。そのため、少しずつですが、分けて表示されるようになりました。実際には、食品原料と添加物の間に「／」を入れるケースが多くなっています。図4の場合、「／」を入れるとしたら、「かつおだし」と「リン酸塩（Na）」の間に入れることになります。しかし、移行期間が五年間と長いため、しばらくの間は従来通りの表示がなされる製品が多いと考えられます。

名　称	ロースハム（スライス）		
原材料名	豚ロース肉、糖類（水あめ、砂糖）、卵たん白、食塩、大豆たん白、たん白加水分解物、鶏ガラだし、乳たん白、昆布だし、かつおだし、リン酸塩（Ｎａ）、酸化防止剤（ビタミンC）、発色剤（亜硝酸Ｎａ）、コチニール色素、香辛料		
内容量	120g	賞味期限	表面に記載
保存方法	10℃以下で保存してください		

図４　あるメーカーのロースハム

ところで、添加物はすべて原則として物質名を表示することになっています。物質名とは、添加物の具体的な名称です。図4で「ビタミンC」「亜硝酸Na」「コチニール色素」が物質名です。こうした表示によって、具体的にどんな添加物が使われているのかわかるわけです。

一方、「酸化防止剤」や「発色剤」というのは、用途名です。つまり、どんな用途に使われているのかを示すものです。

ハムやウインナーソーセージの場合、「発色剤（亜硝酸Na）」、「酸化防止剤（ビタミンC）」などという表示があります。これは、発色剤として亜硝酸Naを、また酸化防止剤としてビタミンCを使っているという意味です。

このように用途名と物質名を両方書くことを、用途名併記といいます。一部の添加物は、このような用途名併記が義務付けられています。それは、次の用途に使われるものです。

・発色剤…黒ずみを防いで、色を鮮やかに保つ
・酸化防止剤…酸化を防止する
・甘味料…甘味をつける
・保存料…保存性を高める
・防カビ剤…カビの発生や腐敗を防ぐ
・着色料…着色する
・漂白剤…漂白する
・糊料（増粘剤、ゲル化剤、安定剤）…トロミや粘性をもたせたり、ゼリー状に固める

なお、着色料の場合、添加物名に「色」の文字がある場合、用途名を併記しなくてよいことになっています。図4の「コチニール色素」は、「色素」の文字があるので、用途名は併記されていません。着色料と書かなくても、使用目的がわかるからです。

それから、これが重要なことなのですが、用途名併記の添加物は、毒性の強いものが多いので

す。そのため、厚生労働省では、消費者がどんな添加物なのか自分で判断できるように用途名併記を義務付けているのです。

ただし、すべて毒性が強いというわけではなく、中にはビタミンEやビタミンCのように毒性がほとんどないものもあります。

物質名が表示されない添加物もある

添加物は原則として物質名が表示されることになっています。そして、保存料や防カビ剤などは用途名も併記されることになっています。ということは、表示を見ればどんな添加物が使われているのか、すべて具体的にわかるはずなのですが、実際は違うのです。添加物の大半は、物質名が表示されないからです。

実は添加物の表示には、「一括名表示」という大きな抜け穴があるのです。加工食品の原材料名には、「酸味料」「pH調整剤」「香料」などと表示されていることがありますが、これが一括名です。酸味料とは、酸味をつける目的で添加されるもの、すなわち実質的には用途名なのです。

しかし、そのあとに物質名が書かれていません。実際には、クエン酸や乳酸などが使われているのですが、その名称は表示されず「酸味料」とあるだけです。これが、一括名表示です。「pH調整剤」や「香料」も一括名です。

酸味料としては、酢酸や乳酸のほかに、クエン酸や酒石酸など全部で二六品目もありますが、どれを使っても、また、いくつ使っても「酸味料」とだけ表示すればいいのです。この場合、消費者には実際にどんな添加物が使われているのかわかりません。

実は一括名表示が認められている添加物は、とても多いのです。それは、次のようなものです。

・酸味料…酸味をつける
・ＰＨ調整剤…酸性度やアルカリ度を調節し、保存性を高める
・香料…香りをつける
・乳化剤…油と水を混じりやすくする
・膨張剤…食品を膨らます
・調味料…味付けをする
・イーストフード…パンをふっくらさせる
・豆腐用凝固剤…豆乳を固める
・かんすい…ラーメンの風味や色あいを出す
・ガムベース…ガムの基材となる
・チューインガム軟化剤…ガムをやわらかくする
・苦味料…苦味をつける
・光沢剤…つやを出す

・酵素…タンパク質からできた酵素で、さまざまな働きがある

以上ですが、それぞれの一括名に当てはまる添加物は、だいたい数十品目あり、香料は合成のものだけで一五〇品目程度あります。したがって、合成添加物と天然添加物の多くは、いずれかの一括名に当てはまることになり、結局のところ、多くは物質名が表示されないことになってしまうのです。一括名表示が認められている添加物でも、たとえば豆腐用凝固剤の場合は、たいてい物質名が表示されています。しかし、こうした例はごく一部で、一括名表示が認められているものは、ほとんど一括名が表示されているだけです。

なお、一括名表示が認められている添加物は、いずれもそれほど毒性の強いものではありません。合成香料の中には毒性の強いものがありますが、一般に添加する量が微量なので、それほど影響がないと考えられています。そのため、厚生労働省も、物質名ではなく一括名を認めているという面がなくはありません。

スーパーやコンビニなどで食品を購入する際には、原材料名の表示をよく見て、危険性の高い添加物を含む製品は避けるようにして下さい。

食物アレルギー対策

さて、次に食物アレルギーを防ぐには、どうすればよいのでしょうか？　まずタール色素など、

蕁麻疹を起こすことが分かっている添加物をできるだけ避けるようにしましょう。また、防カビ剤のOPPやOPP‐Na、TBZ、酸化防止剤のBHAやBHTなどの自然界に存在しない化学合成物質は、タール色素と同様に蕁麻疹などのアレルギーを引き起こす可能性が考えられるので、できるだけ避けるようにして下さい。

さらにアジュバントとして作用する可能性のある化学合成物質を避けることも大切と考えられます。花粉症の例でも分かるように、ディーゼル微粒子はアジュバントとして作用し、アレルギーの発生を助長すると考えられます。実は野菜や果物などに残留している農薬も、アジュバントとして作用することがあるのです。

実際にそれを証明する実験結果があります。それは、北里大学医学部の石川哲教授のグループがモルモットを使って行なった実験です。

それによると、モルモットに対してスギ花粉を作用させてアレルギー結膜炎を起こさせ、さらにそのモルモットに有機リン系農薬のスミチオンを皮下注射しました。次に二日後にスギ花粉を点眼して、その影響を観察しました。その結果、ごく微量のスミチオンを注射しただけでアレルギー性結膜炎の症状が悪化することが分かりました。

また、同様な実験は除草剤のパラコートでも行なわれ、同様な結果になりました。つまり、農薬のスミチオンやパラコートがアジュバントとして作用し、アレルギー反応を促進させたために症状が悪化したと考えられるのです。

アトピー性皮膚炎の子供で、食事療法として、無農薬の野菜や果物を食べさせるケースがあります。市販の野菜や果物では、症状が出てしまうからです。おそらく残留農薬がアジュバントとして働いていると考えられます。

アジュバントになる化学毒物を避ける

残留農薬がアジュバントとして作用するということは、添加物も同様に作用する可能性があるということです。なぜなら、もともと農薬だったものが、添加物として使われているケースがあるからです。それは、防カビ剤のＯＰＰやＴＢＺです。

ＯＰＰは、一九五五年に農薬の殺菌剤として登録されているのです。一九六九年に失効したので、農薬として使うことはできなくなりましたが、本来は農薬なのです。

ＴＢＺも、一九七二年にやはり殺菌剤として登録され、二〇〇六年に失効するまで、農薬として使われていました。

これらも、それから前のスミチオンやパラコートも、自然界に存在しない化学合成物質です。自然界に存在しないがゆえに、人間の体内でもほとんど分解されることがなく、まさしく「異物」となって、体の中をグルグルめぐります。その結果、ディーゼル微粒子と同様に、免疫を刺激して、過剰反応を引き起こす可能性が考えられるのです。

となると、添加物の中で同様に自然界に存在しない化学合成物質も、アジュバントになるのかもしれません。タール色素はすべてそうですし、酸化防止剤のＢＨＡやＢＨＴもそうです。また、ゼロカロリー甘味料として、清涼飲料や缶コーヒー、お菓子などに盛んに使われているスクラロースやアセスルファムＫもそうです。

これらを避けることは十分可能です。自然界にしない合成添加物は危険性の高いものが多いため、用途名併記が義務付けられているものが多いからです。たとえば、赤色一〇二号なら、「着色料（赤一〇二）」、ＯＰＰなら、「防カビ剤（ＯＰＰ）」と表示されています。ですから、原材料を見て、それらの添加物を含む食品は買わないようにすればよいのです。

また、農薬ができるだけ残留していない野菜や果物を食べるようにすることも対策の一つです。しかし、添加物と違って、農薬は残留していても何も表示されていませんので、実際にはなかなか困難です。ただし、野菜や果物を水やお湯でよく洗うようにすれば、農薬によってはほとんど落ちるものがあります。

とくにホウレンソウや白菜などの葉物は、農薬が落ちやすいので、水やお湯で十分洗うようにして下さい。農薬はお湯の方が落ちやすいと考えられるので、できれば湯沸かし器のお湯を使うとよいでしょう。

もし経済的に余裕があれば、有機野菜や無農薬野菜を買うようにして下さい。現在、スーパーでも有機野菜が売られていますので、入手は比較的容易になっています。なお、「有機ＪＡＳマーク」の付いた野菜や果物は、認証団体によって、有機栽培が行なわれていることが認証されたものです。

また、全国各地にある生協（生活協同組合）を利用するのもよいでしょう。生協は、生活クラブ生協、グリーンコープ、パルシステムなど様々なものがありますが、基本的には消費者の立場に立って、品揃えや販売を行なっている組織で、有機や無農薬、減農薬の野菜や果物などを販売しています。

洗濯には石けんを使おう

次に合成洗剤対策についても考えてみましょう。まず、毎日の洗濯には、市販の洗濯用洗剤ではなく、できるだけ粉石けんや液体石けんを使うようにしてください。石けんは、もともと脂肪を構成する脂肪酸にナトリウム、またはカリウムが結合したものですから、生物に対する毒性が弱く、環境への影響も少ないのです。

［アタック］などの洗濯用洗剤や［ジョイ］などの台所用洗剤で体を洗うことはできませんが、石けんなら体を洗うことはできます。それだけ、石けんの成分は皮膚にやさしく、体に害がないということです。

合成洗剤で衣類を洗うということは、合成界面活性剤や蛍光増白剤、香料などが衣類に残留し、それが常に皮膚と接触するということです。皮膚が敏感な人の場合、肌トラブルを起こす可能性があります。その意味でも、粉石けんを使うようにした方がよいでしょう。

また、石けんは環境への悪影響が少なく、魚に対する半数致死濃度（ＬＣ五〇）は、最も低い値で約一七㎎／リットルであり、ＬＡＳやＰＯＥＲ、ＡＥＳの毒性の一七分の一以下で、魚への影響がひじょうに少ないのです。また、無脊椎動物や藻類に対する毒性も、ＬＡＳやＰＯＥＲなどに比べると、ずっと弱いのです。（日本水環境学会編『非イオン界面活性剤の水環境』技報堂出版刊）

したがって、河川や湖沼の魚やエビ、カニなどへの影響が少なく、生態系を乱すことが少ないのです。また、本来脂肪の構成成分ですから、微生物の栄養源にもなります。

６章で石けんを使うことで、水質の浄化を進めた手賀沼の例を紹介しましたが、各家庭が石けんを使うようになれば、周辺の河川や湖沼はきれいになっていくでしょう。

それから洗濯の際に［ハイター］などの塩素系漂白剤を使うのはやめたほうがよいでしょう。毒性が非常に強く、河川に流れ込んだ場合、魚貝やプランクトン、微生物などに悪影響を及ぼすと考えられるからです。

ボディソープとシャンプーも石けんに

ボディソープを使う必要はまったくありません。石けんで体を洗えば、よいのです。

私は、「泡立ちが悪い」「値段が高い」「安全性が心配」と、三拍子よくない点が揃っているボディソープを、なぜ多くの人が使っているのか、不思議でなりません。おそらく毎日流されるテレビＣＭによって、多くの人が、「優れた商品だ」と思いこまされているのでしょう。

しかし、よく考えてみて下さい。三〇年ほど前までは、誰もが石けんで体を洗っていたはずです。それで何か不都合はあったでしょうか？　石けんで体の汚れは十分落とすことができましたし、肌荒れを起こすこともなかったはずです。

ところが、花王やライオンなどの洗剤メーカーが、ボディシャンプーなるものを売り出し、テレビＣＭをがんがん流し、おしゃれで便利であるかのごとく、これでもかと宣伝しました。防腐剤や酸化防止剤、香料などを配合しているというマイナス面は知らせませんでした。そのためボディソープが普及したのでしょう。しかし、ボディソープはデメリットの多い製品なのです。

私の場合、もちろん無添加の石けんで体を洗っています。さらにそれで髪の毛も洗っています。リンスも使っていませんし、整髪料も一切使っていません。それで、何も問題はありません。

ただし、髪の毛の長い女性の場合、なかなかそういうわけにもいかないかもしれません。そういう人は、ドラッグストアなどでも、石けんシャンプーやそれに合わせたリンスが売られているので、それらを使えばよいと思います。なるべく余計な成分が入っていない製品がよいでしょう。

水道水を安全にする方法

現在、東京や大阪などの都市部で、水道水をそのまま飲んでいる人は少ないでしょう。多くの人は、ペットボトル入りのミネラルウォーターを買って飲んでいるようです。しかし、料理には水道水を使う家庭が多いと思いますし、コーヒーやお茶を入れるのにも水道水を使っている人もいるでしょう。そんな人は、どうすれば水道水の危険性をなくすことができるでしょうか？

水道水の中に含まれている有害物質で、もっとも問題なのはトリハロメタンです。前にも書きましたが、トリハロメタンは、クロロホルム、ブロモホルム、ジブロモクロロメタン、ブロモジクロロメタンの四つの化学物質の総称です。

これらの四物質については、水道法に基づく水質基準が定められています。クロロホルムが〇・〇六mg／ℓ以下、ブロモホルムが〇・〇九mg／ℓ以下、ジブロモクロロメタンが〇・一mg／ℓ以下、ブロモジクロロメタンが〇・〇三mg／ℓ以下です。そして、それらを合わせた総トリハロメタンが〇・一mg／ℓ以下です。水道水は、これらの基準を守らなければなりません。

これらの水質基準が守られていれば、水道水を飲んでも健康に影響はないということなのですが、発がん性物質の場合、細胞の遺伝子に作用するため、ごくごく微量でもその影響が現れることになります。したがって、基準が守られていれば本当に安全なのか、心配な面があります。

そこで、トリハロメタンをできるだけ減らすような工夫が必要となります。まず家庭でもっとも手軽にできることは、水道水を沸騰させることです。トリハロメタンは蒸発しやすい化学物質で、沸騰させることでかなり除去することができます。東京都立衛生研究所（現・東京都健康安全研究センター）の実験では、水道水を沸騰後一分で七三％、二分で九五％、三分で一〇〇％トリハロメタンを除去できたとのことです。ですから、家庭でも同様に沸騰させれば、トリハロメタンを除去できるのです。

ただし、その際に注意しなければならないことがあります。それは、沸騰後必ず数分間、煮沸しなければならないことです。トリハロメタンは、沸騰するまでの間に、化学反応によってしだいに増えていきます。そして、沸騰が始まった時にその量はピークに達し、その後、沸騰し続けることによって、急激に減っていきます。したがって、沸騰してから二〜三分は、それを続けなければならないのです。

また、沸騰させることで、水道水中の残留塩素も除去することができます。家庭の蛇口から出る水道水には、遊離残留塩素が必ず〇・一mg／ℓ以上含まれています。雑菌が増殖しないように水道法で決められているからです。しかし、これがカルキ臭となって水道水をまずくしていますし、残留塩素の濃度が高くなれば、人体にも悪影響が出る可能性があります。

しかし、煮沸することでこの残留塩素も除去することができます。東京都立衛生研究所によると、「塩素は不安定な物質なので、四〜五分沸騰させれば、九〇％以上取り除けるはず」とのことです。つまり、煮沸することによって、トリハロメタンも残留塩素もかなり除去できるということです。

浄水器によるトリハロメタンの除去

水道水に含まれる残留塩素やトリハロメタンなどを除去するものとして、浄水器があります。実は私の家でも浄水器を使っています。おそらく東京都や大阪府、愛知県、あるいは私が住んでいる千葉県でも、浄水器を使っている家庭が多いと思います。というのは、いずれも河川の汚染が進んでいるため、消毒用塩素をたくさん投入しなければならず、水道水のカルキ臭がひどいからです。またトリハロメタンもほかの地域よりも多いと考えられるため、それを取り除く必要があるからです。

一般家庭で使われている市販の浄水器は、主に蛇口直結型と据え置き型とがあります。蛇口直結型は蛇口に付けられるコンパクトなもので、値段が安く、装着が簡単なため、使っている家庭が多いようです。しかし、小型なため、除去能力は据え置き型に比べると劣ります。

一方、据え置き型は、除去能力は高いのですが、それを置くスペースが必要であり、値段も蛇口直結型に比べると高めです。

今の浄水器は、蛇口直結型も据え置き型も、活性炭と中空糸膜を組み合わせたもの、あるいはさらにイオン交換体を組み合わせたものが多くなっています。活性炭は、脱臭・脱色作用があって、水道水が通過すると残留塩素やトリハロメタンを吸着・除去します。ただし、細菌やカビが活性炭の中で繁殖し、水とともに出てくるという問題がありました。

そこで登場したのが、中空糸膜です。素材はポリプロピレンやポリエチレンなどの合成樹脂で、特殊な加工によってひじょうに細かい穴が開いています。この穴は細菌やカビよりも小さいため、それらが引っ掛かって水のみが通過するという仕掛けです。

またイオン交換体は、溶解性鉛を除去する能力があります。古い水道管には鉛が使われていたので、それが水道水中に溶け出すのです。鉛は有害で、貧血の原因となったり、消化管や肝臓、神経に悪影響をおよぼすといわれています。さらに体内に蓄積されると、胎児や乳幼児の知能障害を引き起こすおそれがあります。

我が家の浄化法

我が家の水道水は、水源となっている印旛沼や利根川下流が汚染されているためか、大量の消毒用塩素が投入されているらしく、強いカルキ臭と薬っぽい味がします。ですから、とてもそのまま飲むことも料理に使うこともできません。そこで、アルカリイオン浄水器で浄化しています。三菱レイヨンの「クリンスイ」という製品です。

アルカリイオン浄水器は、据え置き型の浄水器とアルカリイオン水生成機を組み合わせたものと考えればよいでしょう。つまり、まず活性炭や中空糸膜などを組み合わせた浄水カートリッジを水道水が通過することで遊離残留塩素やトリハロメタンなどが除供されます。

次に電気的に水道水が、アルカリイオン水と酸性水とに分離されます。図5のようにマイナスの電極には、プラスの電荷を帯びたカルシウムイオン、水素イオン、マグネシウムイオンなどが集まります。一方、プラスの電極には、マイナスの電荷を帯びた塩素イオンや水酸イオンなどが集まります。こうして水に溶けているイオンが分かれて集まるのです。

実は以前は、通常の据え置き型の浄水器、すなわち活性炭と中空糸膜を組み合わせたものを使っていました。ところが、ある程度カルキ臭は除去できるのですが、多少残ってしまうのです。とくにカートリッジの使用期間が長くなると、カルキ臭が強くなります。そんな時、地方に行った際にアルカリイオン浄水器を通した水を飲んで、カルキ臭が全くしないことに驚きました。そこで、自分でもアルカリイオン浄水器を購入して、家庭で使うことにしたのです。

図5　浄化法

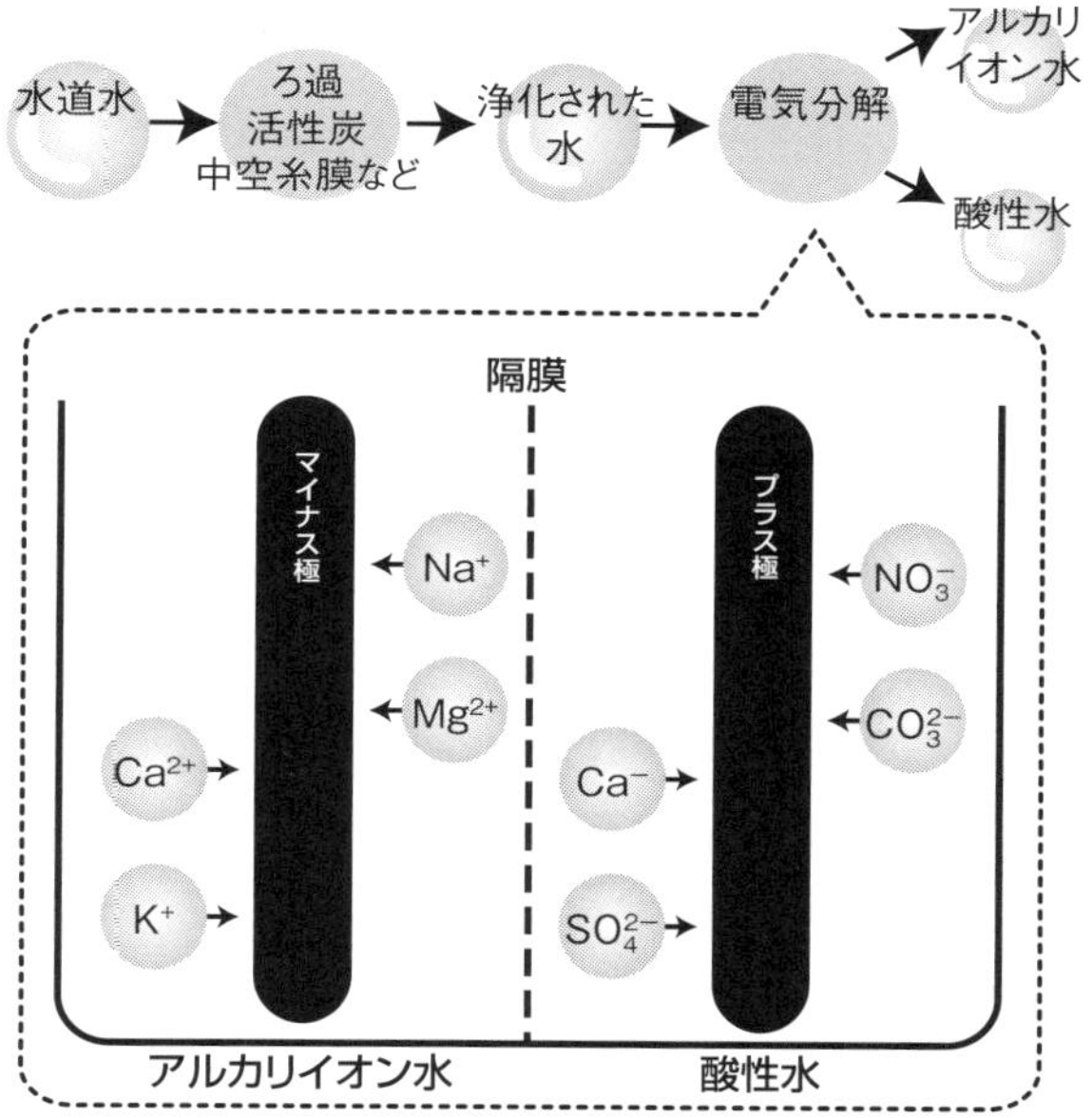

　アルカリイオン浄水器を使うと、電気的な処理によって塩素がほぼ完全に除去されます。また、活性炭も付いているので、それによってトリハロメタンも除去されます。ただし、そのまま飲むと、多少胃に違和感を覚えるので、さらにやかんに入れて沸騰させて、それを数分続けてから、飲むようにしています。お米を焚いたり、カレーや煮物などの料理を作ったりする

場合は、アルカリイオン浄水器を通した水をそのまま使っています。

アルカリイオン浄水器から出てくる水は、アルカリイオン水と酸性水に分かれます。利用するのはアルカリイオン水ですが、それらにはプラスの電荷を帯びたカルシウムイオンやマグネシウムイオンなどが多く含まれます。したがって自然の水とは違います。そのため最初は「長期間飲んでもだいじょうぶなのか？」という不安が多少ありましたが、すでに一五年以上飲み続けていて、体に不調を感じるということはありません。したがって、これからもアルカリイオン浄水器を使っていきたいと思っています。

低公害車を普及させよう

最後に空気汚染対策について考えてみましょう。これまで世界中の人々が、空気中に自動車の排気ガスをまき散らすということを続けてきましたが、最近になってやっとその愚かさに人々が気づき始め、排気ガスの少ないハイブリッド車（ガソリンと電気を併用する）が開発されました。そして、それの人気が高まり、世界初のハイブリッド車であるトヨタの「プリウス」は、日本では最も売れる車になっています。ホンダのハイブリッド車「インサイト」や「フィット」も人気があります。

さらに、走行中の排気ガスがゼロの電気自動車の開発が進んでおり、一部のメーカーでは販売が始まっています。日本では、三菱自動車工業が「アイミーブ」を、日産自動車も「リーフ」を販売しています。おそらく今後電気自動車の普及が進むことは確実でしょう。

10章で東京大気汚染訴訟で自動車メーカー側が和解に応じたことを書きましたが、たぶん自動車メーカーは以前から、排気ガスが喘息などの原因であることは十分分かっていたのだと思います。しかし、それを認めてしまったのでは、車は売れなくなりますし、社会的責任も追及されます。そこで、責任逃れをしてきたのでしょう。

ところが、技術的にハイブリッド車の生産に目途が立ち、また、その先を見越しての電気自動車の開発にも目途が立ってガソリン車やディーゼル車の代わりができたので、それらの最大の欠点を認めたのかもしれません。

現在、日本ではハイブリッド車の人気が高まり、その数を増やしていますが、ハイブリッド車も排気ガスを出すという点では、従来の車と変わりがありません。結局は、エンジンとモーターを組み合わせて走ることで、燃費を向上させているというだけです

つまり、ハイブリット車は、過渡的な自動車と言えるのです。最終的には、まったく排気ガスを出さない車の普及が望まれるのです。

まず高齢者向けの電気自動車を

今のところ、電気自動車の開発には、三菱自動車工業と日産自動車が熱心で、「アイミーブ」や「リーフ」などを発売していますが、価格が高い、一回の充電での走行距離が短い、充電に時

間がかかる、充電のためのインフラが整っていないなどの理由で、普及は進んでいません。街中でも、ハイブリッド車の「プリウス」や「アクア」、「インサイト」、「フィット」などはよく見かけますが、「アイミーブ」や「リーフ」は、ほとんど見かけません。

電気自動車が普及していない理由は、前述のような理由によるものですが、そのほかに、消費者の需要を十分に満たしていないことが考えられます。

今は高齢化社会です。高齢者がとても多くなって、病院に行くのにも、買い物に行くのにも、自動車は高齢者にとって必需品になっています。とくに地方で、電車やバスが少ない地域では、自動車がないと生活が成り立たない状態です。

そんな高齢者にとって、必要な車はどんなものか？　それは、低価格で、小回りが利いて、運転が楽で、燃費がいいものでしょう。ですから、軽自動車が高齢者に人気があるのです。私が住んでいる町では、軽自動車を運転している高齢者をよくみかけます。

こうした高齢者が必要とする自動車に、実は小型の電気自動車はピッタリ合致しているのです。病院に行ったり、買い物をしたりという利用の仕方ですから、走行距離が短くても問題ありません。また、自宅で一晩充電すれば、次の日の走行はほとんど十分なので、充電のインフラはいりません。アクセル中心なので、運転が楽です。それほどスピードが出る必要もありません。さらに、ガソリン車に比べて電気自動車は燃費がいいという特徴があります。

ですから、高齢者をターゲットとして、ガソリンの軽自動車と同程度の価格、あるいはそれよりも少し高いくらいの価格の小型電気自動車を売り出せば、多くの高齢者が買い求めて、電気自動車は普及すると思うのです。

ところが、「アイミーブ」にしても、「リーフ」にしても、そうしたコンセプトで作られているようには見えません。自動車メーカーには、電気自動車がまず誰に一番向いているのか、よく考えてもらいたいと思います。

ソーラーカーの普及が望まれる

それでも将来的には排気ガスをださない電気自動車が普及することは間違ないでしょう。しかし、電気自動車を普及させれば、問題が解決するというものではありません。なぜなら、石油や石炭を燃料とした火力発電の場合、燃焼ガスが排出され、その中には有害化学物質や地球温暖化の原因となっている二酸化炭素が含まれているからです。

また、原子力発電の場合、常に放射能漏れの危険性がありますし、さらに放射性廃棄物をどう処理するかという問題があります。

したがって、これらの問題を解決するような電気自動車を作らなければならないのです。「そんなのあるの？」と思う人もいるでしょうが、実はあるのです。その答えは、ソーラーカーです。すなわち、太陽電池で走る車です。

テレビなどで、ソーラーカーのレースを見たことがある人は多いと思います。そこに登場しているのは一人乗りのレース用の車で、形もふつうの自動車とはずいぶん違っていますが、もっと一般道でも走れる車にすればよいのです。なぜ、もっとそうした車を開発しようとしないのか、不思議でなりません。

実は一般道用のソーラーカーを開発しているメーカーがあったのです。太陽電池で知られる京セラです。それは四人乗りの軽自動車で、ボンネットと屋根に太陽電池パネルを貼り付けたものです。実は二五年ほど前に関西にある京セラの工場敷地内で、私はそのソーラーカーに試乗したことがあります。

それは、太陽電池とモーターを組み合わせた簡単なものでしたが、ふつうの自動車と変わらない走りでした。動き出しや加速がとてもスムーズで、走りもなめらかで乗り心地のよいものでした。京セラの担当者は、「近い将来の実用化を目指す」といっていましたが、残念ながらまだ実用化はされていません。

今は各メーカーとも、電気自動車の開発にしのぎを削っていますが、さらにその先を見据えて、ソーラーカーの開発に力を入れてみてはどうでしょうか？　ソーラーカーは、走行時も電力生産時にも排出ガスを出さないという点で、本当の意味でのエコカーになるでしょう。

太陽電池の活用を

電気自動車の場合でも、太陽電池で発電した電気で走れば、ソーラーカーと同じことになります。現在、屋根にソーラーパネルを設置した家庭が増えていますが、今後さらに設置する家庭が増えるでしょう。それを直接、あるいは蓄電池にためて、電気自動車に使えばよいのです。こうすれば、走行時も発電時も排出ガスを出さないことになります。

これが実現すれば、化学毒物は大気中に放出されないことになります。そうなれば、喘息で苦しむ人も減ることでしょう。また光化学スモッグの発生も減るでしょう。

さらに地球温暖化を減速させることも可能でしょう。自動車の排気ガスが、地球温暖化の大きな要因になっていることは周知の事実です。最近世界各地で発生している洪水、干ばつ、大型台風などの異常気象は、地球温暖化が原因とされています。それにともなって小麦の生産量の低下、熱帯害虫の北上、熱帯病の拡大などの問題も発生しています。

日本でも夏になると高温の日が続き、熱中症で病院に運ばれたり、亡くなる人が増えています。また野菜の不生育も起こっています。今後数年以内に、高温の日が長期間続くことによって、干ばつや農作物の減産、さらに熱中症による死亡者の多発も予想されます。したがって、できるだけ温暖化を減速させることが急務なのです。

太陽電池で走る自動車が普及すれば、大気汚染物質は減少し、地球温暖化も減速するでしょう。そのためにも、その普及が望まれるのです。

おわりに

言うまでもなく食べ物、水、空気は私たち人間が生きていくうえで不可欠なものです。しかし、これまで見てきたように私たちは化学毒物によって、それらを汚染し続けています。そして、そのしっぺ返しが様々な形で表れています。がん、食物アレルギー、花粉症、喘息、アトピー性皮膚炎など、現代病と言われるものは、化学毒物が大きく関わっています。

これまで私たちは、これらの現代病に対して、対症療法によって、なんとかその被害を減らすように努めてきました。がんが発生すれば、手術、抗がん剤、放射線などによって治療を行ない、花粉症には、マスクをしたり、症状を和らげる薬を服用したり、あるいは喘息やアトピー性皮膚炎についても、症状を抑える薬などで対応してきました。

しかし、これらの対症療法をいくら行なっても、毎年がんで亡くなる人はいっこうに減らず、日本人の三人に一人ががん死という状況です。また、花粉症で辛い思いをする人も増えており、このほか、喘息やアトピー性皮膚炎などで苦しむ人もたくさんいます。

つまり、こうした対症療法では、限界があるのです。重要なのは、がん、そして花粉症や喘息などのアレルギーの発生を減らすことです。そのためには根本療法が必要なのです。すなわち、化学毒物をいかに減らしていくかということが重要なのです。

化学合成物質は、私たちの生活を便利にしました。しかし、それらの一部である有害な化学合成物質、すなわち化学毒物が、私たちに障害をもたらし、地球環境を汚染しています。したがって、それら化学毒物の生産を減らし、また、食べ物や水、空気中に拡散することを防いでいかなければならないのです。

すでにそれを積極的に行なっていくべき時期に来ていると思います。それを実施していかない限り、様々な健康障害、そして環境汚染はさらに深刻になるでしょう。

二〇一八年二月

渡辺雄二

[著者略歴]

渡辺　雄二（わたなべ　ゆうじ）

1954年生まれ。栃木県宇都宮市出身。宇都宮東高校卒、千葉大学工学部合成化学科卒。消費生活問題紙の記者を経て、82年よりフリーの科学ジャーナリストとなる。以後、食品、環境、医療などの諸問題を、「朝日ジャーナル」「週刊金曜日」「中央公論」「世界」などに執筆・提起し、現在にいたる。とくに食品添加物、合成洗剤、ダイオキシンなど化学物質の毒性に詳しく、講演も数多い。

著書　『食卓の化学毒物事典』『アレルギー児が増えている』（三一書房）、『暮らしにひそむ化学毒物事典』（家の光協会）、『超毒物ダイオキシン』（双葉社）、『暮らしのエコ・チェックQ&A』（ほんの木）、『危ない化学物質の避け方』『食品添加物の危険度がわかる事典』（KKベストセラーズ）、『あぶない抗菌・防虫グッズ』（青木書店）、『食べてはいけない添加物　食べてもいい添加物』（だいわ文庫）、『新・ヤマザキパンはなぜカビないか』（緑風出版）、『花王「アタック」はシャツを白く染める』（同）、『喘息・花粉症・アトピーを絶つ』（同）、『健康食品は効かない⁉』（同）、『ファブリーズはいらない【増補改訂版】』（同）、『どう身を守る？放射能汚染』（同）、200万部のベストセラーとなった『買ってはいけない』（共著、金曜日）など。2014年9月に『新・買ってはいけない10』を出版。

化学毒物《かがくどくぶつ》マヒ
――がん・アレルギーの真因に迫る

2018年3月10日　初版第1刷発行　　定価1,600円＋税

著　者　渡辺雄二 ©
発行者　高須次郎
発行所　緑風出版

〒113-0033　東京都文京区本郷2-17-5　ツイン壱岐坂
［電話］03-3812-9420　［FAX］03-3812-7262［郵便振替］00100-9-30776
［E-mail］info@ryokufu.com［URL］http://www.ryokufu.com/

装　幀　斎藤あかね　　イラスト　Nozu
制　作　R 企 画　　印　刷　中央精版印刷・巣鴨美術印刷
製　本　中央精版印刷　　用　紙　中央精版印刷・大宝紙業　　E1500

ISBN978-4-8461-1803-7　C0036

◎緑風出版の本

■全国どの書店でもご購入いただけます。
■店頭にない場合は、なるべく書店を通じてご注文ください。
■表示価格には消費税が加算されます。

新・ヤマザキパンはなぜカビないか
［誰も書かない食品&添加物の秘密］
渡辺雄二著
四六判並製
一九二頁
1600円
あらゆる加工食品には様々な食品添加物が使われている。例えば、ヤマザキパンは臭素酸カリウムという添加物を使いますが、これは発ガン性がある。本書ではこうした食品添加物を消費者の視点で見直す。大好評で全面改訂！

花王「アタック」はシャツを白く染める
［蛍光増白剤・合成界面活性剤は危ない］
渡辺雄二著
四六判並製
一七六頁
1500円
洗濯用洗剤、台所用洗剤には、多くの化学物質が含まれ、共通しているのが合成界面活性剤である。蛍光増白剤もいわく付きだ。石けんさえあれば、ほとんど用が足りる。本書ではこうした製品を取り上げ、安全性や毒性を解明する。

健康食品は効かない!?
［ふだんの食事で健康力アップ］
渡辺雄二著
四六判並製
一九〇頁
1600円
グルコサミン、コンドロイチン、ヒアルロン酸、テレビのCMでおなじみの、健康食品や特定保健用食品はホントに効くの？　本書は、これらの商品を個別に徹底分析し、ふだんの食事で健康力をアップさせる方法を提案。

喘息・花粉症・アトピーを絶つ
［真の原因を知って根本から治す］
渡辺雄二著
四六判並製
一七二頁
1600円
喘息の原因はダニなの？　花粉症が山里に少ないのはなぜ？　アトピー性皮膚炎の原因は何？　など悩みを抱える読者の疑問にやさしく答え、薬で回避する治療法から根本原因を取り除く、具体的な治療法や対策を伝授する。